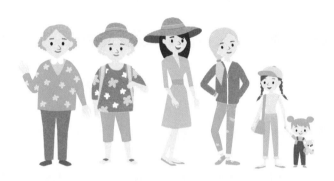

直擊婦科女醫師╳家醫科「醫師。娘」的
閨蜜對談室
解答妳最想問的更年期症狀
陪妳迎接更美、更性感、更有活力的更年期

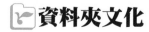
資料夾文化

前・言

　　根據統計，國人的平均壽命年齡屢創新高，內政部於2016年公布的女性年齡已達83.62歲，這也代表女人一輩子有長達三分之一的時間處於沒有月經、沒有生育能力的狀態。包括我自己身邊的親人、長輩、朋友或是病人，都曾經在更年期時遭遇一連串生理與心理的不適而徬徨驚恐，對自己的身體突然感到再也不熟悉，莫名地憂鬱、焦慮、失眠，甚至引爆伴侶衝突，破壞親子關係。再加上「更年期」三個字在我們社會上，往往代表著「不可理喻、難以相處」的代名詞，想想有沒有聽過人家罵人「你更年期喔！？」就可知。多數女性因此不好意思與身邊人討論，或是向專業人士求助，只能獨自隱忍，孤立無援。

　　同樣身為女人，我們和男性不同的點在於，女性的身體會隨著年紀一次一次變化，每一次都是驚喜，也是路邊不同的風景。還記得第一次月經來的時候嗎？還記得第一次在體內感受到新生命的律動嗎？更年期就像是女性的第二次青春期，當我們進入第一次青春期時，一般便具備生育能力。等到進入更年期時，則代表卵巢完成階段性的任務，身體上的種種器官都有各自的使命，是該退休迎接生命期下一個階段，好好的寵愛自己。這些女性荷爾蒙的退位，不代表更年期以後我們不再是女人，反而是讓我們專心只當個女人。

家裡有正值青春期的孩子，常會叛逆的對媽媽說：「你們都不懂我，我在青春期耶！」沒想到媽媽脾氣更大：「你在青春期，我在更年期！」不可諱言，看了不少被更年期症狀所苦的婆婆媽媽們，不得不承認，更年期所帶來的困擾，可不比青春期少年的維特的煩惱更少。所以不只是關注家裡青春期的孩子，我們也必須對更年期的婦女多投注以關心。

　　希望藉由這本《歡迎第2次青春期》，能夠幫助大家認識更年期，迎接更年期，享受自由。

陳菁徽

目·錄

Part 1 婦科女醫師×
家醫科醫師。娘的
閨蜜對談室：聊聊更年期

淺談女性更年期

認識女性荷爾蒙療法

婦科女醫師這樣說：
陰道&泌尿道感染、頻尿&尿失禁

醫界好閨蜜╳各科醫師的
專業諮詢室：
Part 2 解答關於更年期的症狀

閨蜜出動 會診耳鼻喉科**賴盈達**醫師：
更年期耳鳴、嗓音變粗怎麼辦？
醫界好閨蜜為妳出動！

閨蜜出動 會診新陳代謝科**陳佩綺**醫師：
更年期代謝下降怎麼辦？醫界好閨蜜為妳出動！

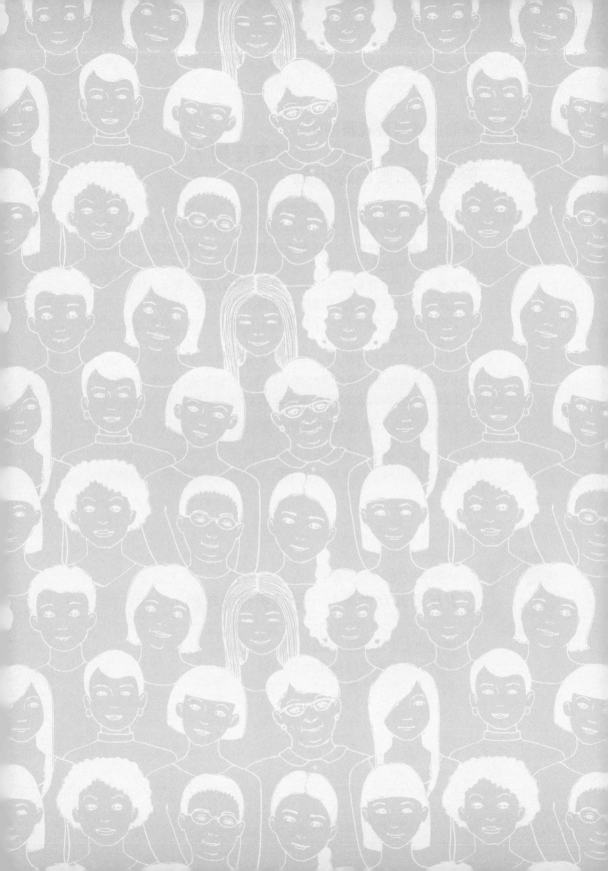

Part

1

婦科女醫師×
家醫科醫師。娘的

閨蜜對談室：

聊聊更年期

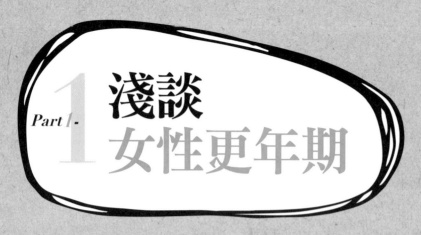

Part 1- **1** # 淺談
女性更年期

 ## 什麼是更年期？

—□×

婦科女醫師：

欸，兔～

> 醫師。娘：
> 怎？

婦科女醫師：

那個編輯花花超好笑的！

> 醫師。娘：
> 願聞其詳。

婦科女醫師：

她跟我說她最近常常會覺得
臉紅心跳、渾身一陣發熱。
結果她居然問我說這樣是不
是戀愛症狀。

> 醫師。娘：
> 跟她說：「如果是看到金城
> 武才這樣，這是戀愛，如果
> 連看到禾馨金城武也這樣，
> 這是更年期。」

婦科女醫師：

你這樣講林思宏會哭啦
XDDDD

> 醫師。娘：
> 呃、好啦如果是看到10年前
> 的禾馨金城武會這樣，那我
> 承認也可以算戀愛啦～

註 林思宏醫師綽號禾馨金城武，本身也是一名婦產科醫師，是婦科女醫師與醫師。娘兩閨蜜
最愛虧的好友。

「所謂的更年期到底是什麼?」許多人都有這樣的疑問。更年期和荷爾蒙的分泌息息相關,體內的荷爾蒙影響著女性生命歷程中的各個階段。現在,就讓我們一起認識更年期的變化,正確掌握相關的知識,順利走過充滿活力與魅力的第二次青春期吧!

女性從青春期開始到停經前,這段時期我們稱為「生育年齡期」,此時期是人生階段中雌激素分泌濃度最高的階段。

婦女從40歲開始,卵巢功能慢慢退化,荷爾蒙分泌量逐漸減少,大約在45到55歲這段期間,卵巢逐漸停止製造女性荷爾蒙,月經經期會開始變得不規則,終至完全停止,並且一年內不再有月經,這種現象即為「停經」。

卵巢有分泌雌激素及排卵兩大功能,卵巢從旺盛狀態逐漸衰退至消失的一個過渡階段(如下圖),也就是婦女從具有生育能力進入到不能生育的過渡期,稱為「更年期」。

【雌激素隨年齡變化之曲線圖】

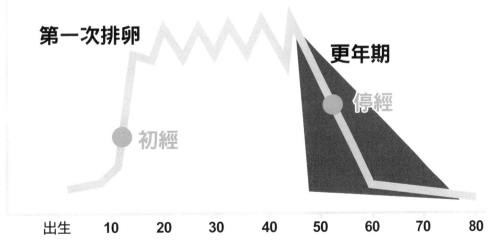

第一次排卵

更年期

血中雌激素濃度

初經

停經

出生　10　20　30　40　50　60　70　80

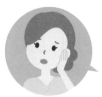# 為什麼有些女性停經早，有些較晚？

更年期發生的原理為卵巢停止生產雌激素，因此明顯會造成卵巢傷害包括：手術／化學治療，即會使病人面臨提早更年期。

其餘可能提早更年期的因素如下：

①遺傳基因：

假使母親提早更年期，則有可能遺傳給女兒。

②生活型態以及身體狀況：

長期營養不良、身體矮小、體重輕的婦女與營養較好、身體相對較高，體重相對較重的婦女相比，會比較早一點。另外還有研究指出，缺乏運動，缺乏日曬都與提早更年期有關。

吸菸是抗雌激素的重要因素。根據統計，規律抽菸婦女會比無抽菸習慣婦女提早一到兩年更年期。

③其他內科疾病：

甲狀腺疾病以及一些自體免疫疾病，有可能會產生抗體攻擊卵巢組織。

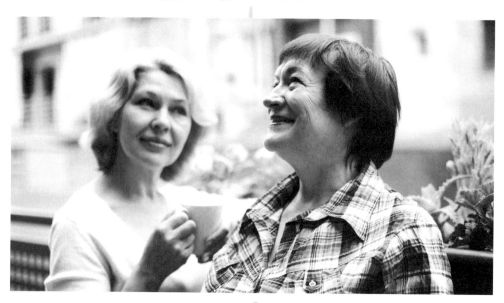

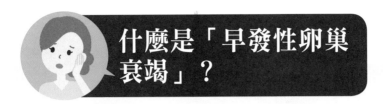

什麼是「早發性卵巢衰竭」？

40歲以前卵巢失去功能稱為早發性卵巢衰竭。

❶ 發生率：

早發性卵巢衰竭發生率約1-4％；早發性卵巢萎縮的發生率在20歲以前約為1/10000、30歲以前約為1/1000，40歲以前則約為1/100。

❷ 臨床症狀：

青春期發育之後的卵巢衰竭由於卵巢功能逐漸不足，體內動情素、黃體素的分泌減少，就是造成了不規則出血，月經週期異常。而當最後卵巢完全失去功能之後，也就出現停經與各種更年期的症狀如潮紅、熱汗、疲倦、心情低落。而既然卵巢功能已如更年期婦女，當然也就懷孕困難。此外，早發性卵巢衰竭會有骨質疏鬆的風險伴隨而來。

❸ 發病原因：

多數是不明原因。其它可能為基因或染色體異常、如透那氏症候群（Turner syndrome）、脆性X染色體症候群（Fragile X syndrome）、卵巢手術、放射線治療、化學治療或病毒感

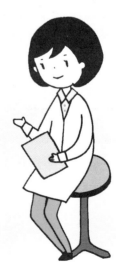

染、自體免疫性疾病、身體特定酵素缺乏等均可能會使卵巢失去功能。

❹ 診斷方法：

一般為抽血配合婦科超音波檢查；促濾泡刺激素、黃體刺激素會升高。動情素會下降。

治療：想要懷孕困難重重，需尋覓不孕症專科醫師協助，最終有可能面對捐卵一途，坊間雖有偏方草藥意謂可使卵巢回春，但都屬極少數個案，無絕對醫學根據。如無生育考量，更年期不適症狀可補充女性荷爾蒙。

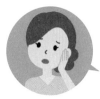

停經及雌激素缺乏時，身體會有哪些狀況？

更年期是每個婦女都會經歷的正常生理過程，它不是疾病，有些人會因為女性荷爾蒙分泌不足，而產生一些更年期不適的身心症狀，但不一定每個人都會有症狀產生。

當女性停經後，身體最大的變化就是荷爾蒙的雌激素缺乏，可能會引起以下的症狀：

1 腦部
記憶力減退、失智症（老年癡呆症）。

2 眼睛
視網膜黃斑退化、眼睛乾澀。

3 皮膚
皮膚乾燥老化、皺紋增加。

4 生殖道
陰道萎縮乾澀、陰道感染增加、性交疼痛。

5 泌尿道
尿道萎縮、頻尿、尿失禁、尿道感染增加。

6 血管舒縮症狀
熱潮紅、盜汗、失眠、心悸。

7 牙齒
牙齒脫落。

8 心臟
膽固醇增加。

9 骨骼
骨質流失、骨質疏鬆症、骨折危險性增加。

10 精神層面
情緒不穩、容易憂鬱，可能會有焦慮、煩躁、失眠、恐慌、心情低落等現象。

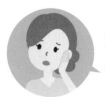

這些不舒服的情形，都是更年期症狀嗎？

有些婦女在更年期階段，因為雌激素的缺乏所引起的相關症狀，統稱為「更年期症候群」，以下一一介紹給各位。

❶ 月經週期及月經量的改變

將近九成婦女的更年期一開始都是月經週期及月經量的改變，主要原因是這個階段卵子的儲存量已經快要用盡，以致排卵次數大幅減少。

更年期早期的變化包括月經週期混亂，以及月經量無法預期。這個混亂時期會有一些比較嚴重的疾病也來攪和，像是子宮頸癌、子宮頸癌前期細胞病變或是子宮內膜癌、子宮內膜增生等等，這些疾病會以不定時出血來表現，所以必須一一排除，才不會延誤診斷及治療。

❷ 血管舒縮症狀（熱潮紅）

血管舒縮症狀最常有的現象就是突然覺得發熱，一般會集中在臉部、頸部及胸膛，平均持續數分鐘，有時會合併盜汗，約有七成的更年期婦女都曾出現熱潮紅的現象，尤其抽菸、已切除卵巢、喝酒、缺乏運動、瘦小的婦女比較容易發生。

通常30%～50%的熱潮紅現象都是短暫的，會在數個月內消失。85%～90%的熱潮紅現象則會持續4到5年，只有10%～15%的婦女熱潮紅現象會持續到停經後的好幾年。

目前醫界相信這種現象和這段時期雌激素分泌量的下降速度有關，越是屬於突然性的下降，症狀就會越嚴重。

❸ 心臟血管與腦血管疾病

婦女停經後因代謝力下降，缺血性心臟病與中風等血管疾病的發生風險會增加。由於雌激素的缺乏，會使得停經婦女的血脂產生變化。

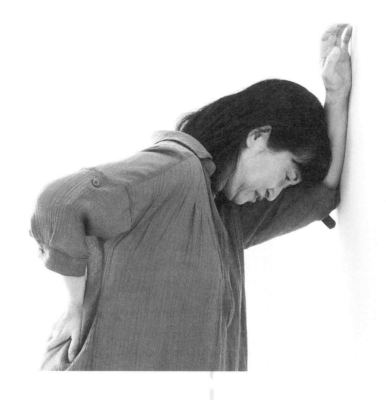

建議更年期及停經婦女在日常生活中，要注意飲食與體重的控制，養成運動的習慣，避免抽菸酗酒，如果有心血管方面的問題，請諮詢專業醫師。

4 泌尿生殖道症狀

泌尿生殖道上皮分佈著豐富的雌激素受體，一旦雌激素濃度下降，這些上皮就會出現萎縮的現象，使得彈性變差，以致泌尿道感染、排尿困難、頻尿、尿失禁、子宮脫垂、膀胱直腸脫垂等泌尿生殖道功能缺失的症狀增加。

陰道的酸鹼度在停經前本來是比較偏酸性的環境，但停經後會變成偏中性，容易使得細菌滋長，加重上述的泌尿生殖道症狀，同時還會有陰道乾澀、外陰搔癢不舒服、甚至性交疼痛的情形。值得注意的是，這些泌尿生殖道症狀通常不會消失，且會隨年齡增長而變得越來越嚴重。

⑤ 性生活改變

包括性慾的降低，以及因為陰道萎縮造成陰道乾澀、性交疼痛、性交滿足降低，都很容易使更年期婦女視性交為畏途。

⑥ 情緒改變

更年期婦女可能會出現焦慮、憂鬱、沮喪、暴躁、疲倦或無法集中精神、記憶力變差等現象。

⑦ 失眠

女性因為在更年期階段的深睡期變短，睡眠週期改變，因而導致失眠。也有可能因為半夜熱潮紅發作，而容易於睡夢中覺醒，醒來之後又難以再入眠。

⑧ 骨質疏鬆

骨質疏鬆症一直是好發於停經婦女及老年人的一項疾病。根據統計，女性在停經之後，因為缺乏雌激素，骨密度會急遽下降；骨質流失使得骨骼強度減弱，會導致腰酸、駝背、身高變矮、行動受限等現象漸漸出現。骨質疏鬆症會增加骨折的風險，這個階段一旦發生骨折，常是導致死亡的重要因素之一。

因為骨質密度的檢查須自費，且骨質疏鬆通常沒有明顯症狀，因此許多人容易忽視骨質流失的風險，建議健檢時可增加此項目。若骨質疏鬆很嚴重，請遵從醫師的囑咐，並持續的服藥，防止繼續惡化。

⑨ 其他症狀

更年期婦女常見的症狀還包括眼睛乾澀、頭痛、皮膚暗瘡、皮膚乾燥或皺紋、肌肉酸痛、全身無力或莫名不適等，這些症狀都常讓更年期女性深感困擾不適。

Q 更年期症狀會持續多久呢？

⇨ 一般而言，女性更年期通常會持續10～15年左右。但由於每個人體質不同，且生活習性、飲食習慣、壓力及環境因素都有差異。

特別收錄 如何改善惱人的熱潮紅？

　　為什麼更年期會容易熱潮紅呢？這和女性的雌激素分泌量的下降速度有關，越是突然的下降，症狀就會越嚴重，且容易干擾睡眠、影響生活品質。

減緩熱潮紅的方法

1 補充女性荷爾蒙，通常使用後2～4週可改善。

2 熱潮紅時，可用冷水潑或擦拭。

3 改穿多層次衣服，容易穿脫，方便依自己的感覺調整。

4 飲食方面，要少吃辛辣刺激的食物，少喝熱飲。

5 隨身帶冷水喝，或喝冷果汁。

6 當有需要時，可以吹電扇和冷氣。

7 晚上睡覺時，可以把冰枕放在枕頭底下，當半夜熱潮紅時，就可以利用冷枕頭降低溫度。

8 學習冥想打坐、瑜珈，或者進行一天數次深度的腹部呼吸，當熱潮紅來時以慢速度呼吸，鼻子吸氣、嘴巴吐氣，試著放慢自己的步調，同時降低壓力。

9 戒菸。

10 每天從事30分鐘的體能活動，建議做有氧運動，但別忘了保護膝蓋。

11 控制體重在標準BMI以下。（行政院衛福部將成年女性標準身體質量指數（BMI）設定在18.5～23.9，而由衛福部進行的國民營養狀況變遷調查中顯示，45歲以上中年婦女平均身體質量指數為24.6，這是更年期荷爾蒙所造成的自然變化。）

$$BMI = \frac{體重（公斤）}{身高（公尺）^2}$$

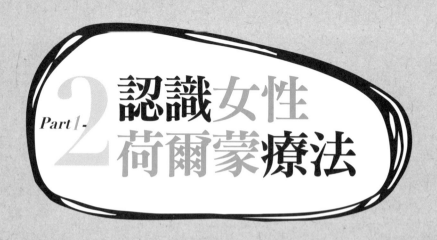

Part 1-2 認識女性荷爾蒙療法

 更年期好不舒服，我該補充女性荷爾蒙嗎？

_ □ ×

醫師。娘：

龜、我們跟花花聚餐訂韓式豆腐店噢！

婦科女醫師：

噢好啊！可是她不是才剛從首爾回來，吃不膩噢？

醫師。娘：

就上次你說她應該是更年期了，她就說什麼要多吃豆腐補充女性荷爾蒙啊！

婦科女醫師：

要吃到多少豆腐才有效啊！叫她來找我啦！

醫師。娘：

我也是跟她說要吃豆腐增加女性荷爾蒙應該要去吃小鮮肉的豆腐比較有效，保證瞬間卵子衝腦！

　　進入更年期的妳，是否常常困擾惱人的更年期症狀到底該如何改善？妳可能聽過「荷爾蒙療法」，卻又一知半解，猶豫自己到底適不適合補充荷爾蒙、會不會有什麼風險？

　　首先，更年期不一定都要補充荷爾蒙，因為並非每一位女性都會經歷更年期症狀，若本身沒有出現更年期的不適症狀，就不需要補充。當代荷爾蒙療法是很個人化的，因為每一個人都很特別，狀況也不盡相同，因此作法也會有所不同。醫師必須評估每一個人的狀況，然後再給予個別的建議。因為以前很多人都有迷思，以為補充荷爾蒙有很多好處，比如說能夠降低心血管疾病，但是近年陸續有幾個大型的研究顯示長期（5年以上）補充荷爾蒙，可能會導致心血管疾病、中風、靜脈栓塞，還有乳癌的風險。

　　因此，醫師需評估所有風險，包括家族有無癌症、心血管疾病、靜脈栓塞、肺栓塞等病史。根據其結果，決定是否給予荷爾蒙療法。

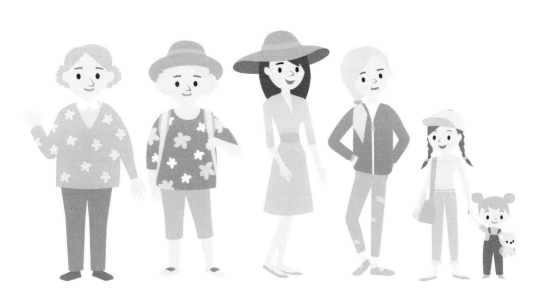

醫師需詢問與檢查之項目

過去病史

◆ **相關婦科病史：**
- 出血狀況描述或最後一次月經時間
- 婦科手術史（如：子宮切除／卵巢切除術）
- 目前是否使用荷爾蒙治療
- 有無避孕需求

◆ **重要內科病史：**
- 深部靜脈血栓／肺栓塞
- 乳癌／子宮內膜癌
- 甲狀腺疾患
- 心血管／腦血管疾病，包括高血壓
- 骨質疏鬆
- 憂鬱症／焦慮症／產後憂鬱症
- 反覆性泌尿道感染
- 肝臟疾患

◆ **家族史：**
- 心血管／腦血管疾病
- 骨質疏鬆／骨折
- 失智症
- 癌症

◆ **抽菸／酒精使用**
◆ **目前用藥史（含非處方用藥／成藥）**
◆ **社交史**

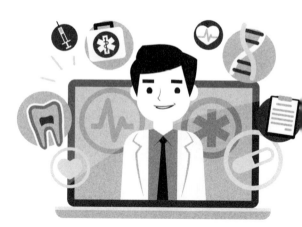

所需釐清之資訊

對於中年婦女，無論主訴為何皆須釐清的評估項目

檢查評估

- 身高及體重
- 血壓及心血管系統評估
- 骨盆腔檢查
  （可合併子宮頸抹片檢查）
- 乳房檢查
- 甲狀腺檢查

檢查項目

抽血

◆ FSH（促濾泡激素）/
Estradiol（雌激素）

◆ 中年婦女的健康評估：

- 子宮頸抹片
- 乳房攝影
- 血脂（Lipids）
- 空腹血糖（FBG）
- 促甲狀腺素（TSH）
- 肝腎功能
- 全血球檢查及血中鐵（Ferritin）
- 糞便潛血測試（FOBT）
- 維生素D（於高危險群可測）

摘自 台灣更年期醫學會 許沛揚《更年期診斷治療指引流程工具圖》

前頁圖片中的「過去病史」與「檢查評估」一定要全盤考量，如果真的需要補充荷爾蒙，一開始會給予低劑量，且使用時間越短越好（最好5年以內）。另外，我們在圖片中有看到抽血項目，因為有些婦女篩檢時可能需要搭配抽血來確診是更年期。

如果停經超過一年，本身又出現一些更年期症狀，那就可以確定是更年期，不需要抽血；但若因子宮已經切除，無法得知是否有無月經，同時開始出現一些不舒服的症狀，可以藉由抽血來確診。血液荷爾蒙檢查包括雌激素（estradiol）及促濾泡激素（FSH），透過檢驗結果，來確診是否已進入更年期。

哪些人不適合使用荷爾蒙療法？

荷爾蒙療法是非常個人化的，如果本身已知或懷疑罹患乳癌，或是有與雌激素相關的惡性腫瘤患者，就不適合使用。因為荷爾蒙療法大部分都是補充雌激素合併黃體素，可能會刺激惡性腫瘤。此外，有些人可能40多歲懷孕而不自知，所以醫師檢查時也會驗孕。

【荷爾蒙療法的禁忌症】

• 已知或懷疑罹患乳癌者。
• 已知或懷疑罹患與雌激素有關之惡性腫瘤者（包括子宮內膜癌、子宮內膜增生）。
• 已知或懷疑已懷孕者。
• 未經診斷之生殖道不正常出血者。
• 罹患或曾罹患靜脈血栓性栓塞者（例如深層靜脈栓塞、肺栓塞）。
• 罹患或最近罹患動脈血栓性栓塞疾病者（例如中風、心肌梗塞）。
• 患有肝臟功能不全或疾病者（當肝功能無法回復正常者）。

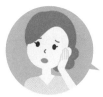

荷爾蒙療法的利與弊

荷爾蒙療法目前仍被證實是最有效可以消除熱潮紅、盜汗、失眠、心悸等症狀，還可預防陰道萎縮、陰道乾澀、尿道萎縮、性交疼痛等困擾的治療方式。此外，荷爾蒙療法能讓人減少骨質流失、降低髖部骨折，還可降低大腸癌、失智症、視網膜黃斑退化之發生率，這些都是荷爾蒙療法的好處。

荷爾蒙療法雖然可以明顯改善更年期的不適，但也有其風險。如同許多人所知，荷爾蒙療法有增加乳癌、心臟病、中風還有靜脈栓塞、肺栓塞的危險性。在2002年之前，大多數更年期婦女接受荷爾蒙療法，因為當時認為可使女性回春且可預防心臟病。2002年相關文獻指出，荷爾蒙療法有增加乳癌、心臟病、中風及靜脈栓塞、肺栓塞的危險性，荷爾蒙療法才趨於保守。

荷爾蒙療法有其利弊，因此需要根據每個人的身體狀況評估。當利大於弊時，建議可接受使用，倘若本身有風險因子，如肥胖，因使用的壞處多於好處，則不建議使用。

【荷爾蒙療法的好處】

- 可以減緩或完全消除熱潮紅、盜汗、失眠、心悸等症狀。
- 可以預防陰道萎縮、乾澀，避免性交疼痛的困擾。
- 可以預防尿道萎縮、尿失禁及預防尿道感染。
- 可以增加髖骨密度5.5%，增加脊椎骨密度10.6%，降低髖部骨折及脊椎壓迫性骨折30%～40%，降低其他部位骨折20%～30%。
- 可以降低大腸直腸癌35%～40%。
- 可能可以降低罹患失智症（俗稱老年癡呆症）之危險性。
- 可能可以降低黃斑性視網膜退化之發生率。

- 連續使用雌激素合併黃體素療法5年以上，罹患乳癌的風險每千人每年增加0.8人。
- 雌激素合併黃體素療法對心臟病、中風、肺栓塞及靜脈栓塞的危險性可能增加。

注意

1 雌激素合併黃體素療法不建議用於預防或治療冠狀心臟疾病。

2 接受荷爾蒙療法者，應定期追蹤檢查並做效益與風險的評估；而未接受者，也應定期做健康檢查。

補充荷爾蒙的劑量因人而異，醫師一般會從最低劑量開始補充，真的沒改善才會再慢慢往上增加。值得特別注意的是，使用荷爾蒙療法的人，一定要定期追蹤檢查，並做效益與風險評估。

雌激素療法

荷爾蒙治療仍是緩解婦女更年期症狀最有效的方法，醫師在開藥時，如僅為治療局部性症狀，如陰道萎縮、性交困難、萎縮性尿道炎，建議使用局部性雌激素療法。「給藥原則」就是從最低劑量開始給，給的時間越短越好（也許1～2年、3～4年），如果只有局部的症狀就先用局部的療法，使用後若沒再不舒服就可以停藥。

雌激素療法

1 局部的（塗的）：

藥膏對於陰道與尿道最有效，如果患者本身只有陰道與尿道的症狀，比如說更年期症狀只有排尿不舒服、性交疼痛等等，給局部的藥膏即可。

2 全身性的（吃的）：

如果是熱潮紅、盜汗、失眠等症狀，醫師就會給口服的藥物。

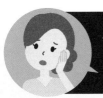

使用荷爾蒙療法的人最關心的問題

Q 聽說剛開始補充荷爾蒙時，
會產生一些不適應症狀，該怎麼辦？

⇨ 許多女性補充荷爾蒙時，最擔心的問題都是會不會有副作用。
其實就像任何藥物一樣，使用荷爾蒙療法可能會有的副作用，
最常見的有乳房脹痛、有點噁心，或是水腫。這些副作用通常
一段時間後就會消失（幾個月內）。

若使用後出現副作用，可以詢問固定看診的婦產科醫師，做進
一步的檢查，相信都能獲得改善，不需太過擔心。

Q 荷爾蒙療法會不會造成子宮出血？

⇨ 荷爾蒙療法令人困擾的副作用之一，就是子宮出血。有些人因
為已經停經了，可能會被出血嚇到。其實使用荷爾蒙療法，只
要子宮還在，就有少數出血的可能。

有部分的持續性療法者，在使用荷爾蒙初期可能會有3～6個
月點狀或不規則出血，隨使用時間延長而獲得改善；部分週期
性療法者可能產生類似月經的規則性出血。若對出血情形有疑
慮，可以和妳的醫師一起討論。

Q 聽說長期補充女性荷爾蒙，罹患乳癌的機率會增加，是真的嗎？

⇨ 根據目前的研究顯示，使用4～5年以內，並無明顯增加乳癌的機率，通常使用5年以上才會有些微的增加。罹患乳癌的高危險群為：有乳癌家族病史、早來經（小於12歲）晚停經（晚於55歲）、停經後肥胖或抽菸酗酒的婦女。

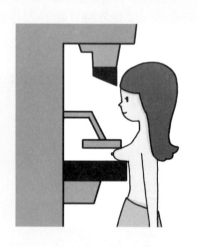

因此婦女在使用荷爾蒙時，我們一定會提倡**每年要定期接受乳房檢查**，讓專業醫師檢查是很重要的，因為乳癌早期發現、早期治療，治癒率是相當高的。

Q 有子宮肌瘤的人也可以接受荷爾蒙療法嗎？

⇨ 一般來說，如果肌瘤沒有什麼症狀，像是子宮疼痛或出血等，則可以接受荷爾蒙療法，但應定期接受檢查。如果肌瘤顯著增大，則需要停止使用荷爾蒙療法。

Q 乳房纖維囊腫可以接受荷爾蒙療法嗎？

⇨ 荷爾蒙製劑目前市面上有很多種，特別是強調不增加乳癌的危險。儘管傳統荷爾蒙補充對增加乳癌危險的研究並不是完全清楚，但一般仍認為有可能增加，雖然機會很小。如果擔心可以選擇低致癌性藥品，但是絕大多數都需要自費。不管服用哪一種荷爾蒙製劑，在服用期間請務必定期追蹤乳房檢查。

當然，若是沒有更年期的不適症狀，覺得不想服用荷爾蒙製劑，也可選擇不服用藥物。

Q 使用荷爾蒙會變胖嗎？

⇨ 補充黃體素造成水分滯留，有可能讓體重輕微上升。但整體而言，更年期新陳代謝下降，才是肥胖的主因喔！

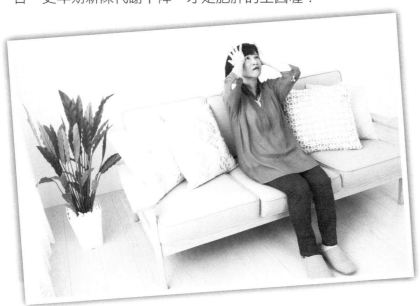

婦科女醫師這樣說：

*Part*1- **3 陰道&泌尿道感染、頻尿&尿失禁**

_□×

婦科女醫師：

煩死了，最近刀好多，我都沒時間喝水又要泌尿道感染了。

醫師。娘：

你就放著鼻胃管灌水跟尿管排尿上刀不就好了。

婦科女醫師：

……不跟你說了。ㄟ，你知道嗎？我最近在狂練骨盆底肌肉，因為我的瑜伽老師練太猛，生小孩的時候差點生不出來呢！

醫師。娘：

願聞其詳。

婦科女醫師：

因為她下盤太有力，一使力變成是吸進去而不是推出來，所以她的接生醫師一直叫她用力，小孩的頭反而一直縮回去。

醫師。娘：

原來坐地吸土是真的！

婦科女醫師：

對啊！我們一起來練吧～ 反正我們小孩生夠了也不用再生了，這樣老公就會被吸住了。

醫師。娘：

還可以順便預防漏尿，真是一舉數得！

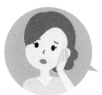

關於私密處的困擾，聽聽婦科女醫師怎麼說！

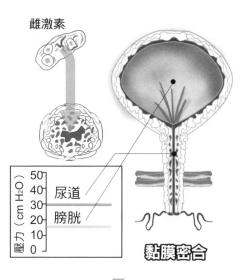

雌激素正常

雌激素

壓力（cm H₂O）

| 50 |
| 40 |
| 尿道 30 |
| 膀胱 20 |
| 10 |
| 0 |

黏膜密合

▼

雌激素可增加尿道壓力而不容易漏尿

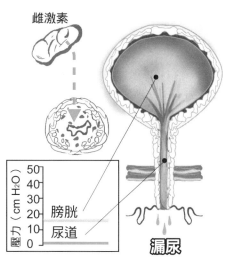

雌激素缺乏

雌激素

壓力（cm H₂O）

| 50 |
| 40 |
| 30 |
| 膀胱 20 |
| 尿道 10 |
| 0 |

漏尿

▼

雌激素缺乏會減少尿道壓力而容易漏尿

更年期的人為什麼會常有「頻尿、解尿灼熱、下體搔癢、萎縮性尿道、泌尿道或陰道感染」這些症狀？更年期的婦女因為雌激素減少，所以會導致尿道表皮組織變薄，抵抗力減弱，容易引起感染，同時造成膀胱附近肌肉張力變弱，而導致尿失禁（如上圖）。

陰道上皮組織變薄，容易引起陰道乾澀，導致陰道發炎及性交疼痛。陰道上皮是由飽滿的細胞堆積而成，在缺乏雌激素的狀況下，它會變得很扁很乾燥，使用局部或口服的雌激素後，就能讓陰道的上皮細胞接近原來的樣子。

陰道上皮細胞的變化

【顯微鏡下的組織圖】

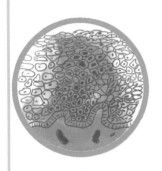

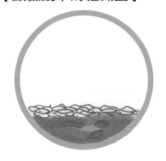

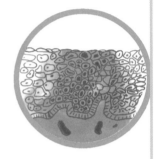

正常　　　　　雌激素缺乏：萎縮　　　　使用雌激素後

蔓越莓、益生菌對女性的好處

　　有文獻指出服用益生菌和蔓越莓對泌尿道和陰道的環境有幫助，但是效果有限。目前市面上已經有膠囊產品，非常方便，比起優格、優酪乳，膠囊的含糖量較少，建議可以吃膠囊。

　　吃益生菌和蔓越莓除了可以預防尿道與陰道發炎，益生菌對腸道也有很多好處。在醫學上，只要對身體有好處的菌種，均稱為益生菌。補充適量益生菌可以改善體內菌叢平衡，並提升免疫機能。另外，蔓越莓可預防一些細菌附著在陰道與泌尿道的上皮，幫助增加抵抗力。蔓越莓汁建議選擇無糖，以減少糖分攝取，原汁偏酸，無法接受可選擇膠囊。

泌尿道或陰道感染時，要如何清潔私密處？

　　一般建議用清水洗，一天大概最多兩次，不要太頻繁。也可以搭配市面上專門清潔私密部位的產品，但不建議用一般的肥皂，肥皂ph值較高，清潔後會使陰道環境偏鹼。水溫約溫水就可以了，不要太燙。穿著上則是建議下半身盡量穿寬鬆的。

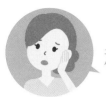 私密處保健**這樣做好簡單！**

其實不一定是停經後的婦女，不論哪一年齡層，都最好保有以下的習慣。

良好的習慣

1 **多喝水：**

建議每天喝2000c.c.的水。

2 **避免憋尿：**

許多女性，尤其是上班族女性，一忙起來總是喜歡憋尿，長期下來對泌尿道不好。

3 **適當的日曬：**

每天曬大約10～15分鐘的太陽，就足夠幫助身體產生維他命D，加強對鈣質的吸收。

4 **飲食：**

多吃深綠色蔬菜，並補充鈣質含量較高的食物，例如：牛奶、乳酪、小魚干、菠菜、芝麻、大豆等。不習慣喝牛奶或吃起司的人，也可以補充一點鈣片。

5 **多做有效的運動：**

多做核心運動，包括凱格爾運動和瑜珈。我覺得台灣比較多女性沒有重視「規律的運動」，但持之以恆的運動不但可以預防泌尿道的症狀，也可以增加鈣質吸收，比較不容易骨質疏鬆。

透過凱格爾運動（骨盆底肌運動）有助於強化骨盆底肌肉，可以改善尿失禁、預防女性漏尿以及增進性生活品質。不論是年輕女性、孕婦、更年期婦女都適用。

凱格爾運動非常簡單好進行，且不受時間、場合的限制，幾乎任何時間都可以練習。就算在公車上、辦公室、與人聊天時，都能偷偷鍛鍊，非常方便。不僅自己做，還要告訴閨蜜一起做！

【凱格爾運動步驟如下】

⟫⟫ step1. ⟫⟫

首先，想像自己在憋尿或是憋大便的感覺（不是真的憋，而是練習運動尿道旁跟肛門附近的肌肉），去感覺骨盆底肌緊縮。如果把洗乾淨的手指伸到陰道內，可以感覺手指被夾緊。

⟫⟫ step2. ⟫⟫

收縮十秒之後，放鬆十秒，一次可以做15～20回合，時間多的話可以增加更多，一天練習3～4次。

⟫⟫ step3. ⟫⟫

可以戳戳自己的屁股以及小腹，如果按下去硬硬的，即表示用力正確。

⟫⟫ step4. ⟫⟫

記得全程維持一般正常呼吸即可，不需要憋氣喔！熟悉要領之後，就隨時隨地都可以進行了，並逐漸增加運動次數。

【不論站著、躺著都能做】

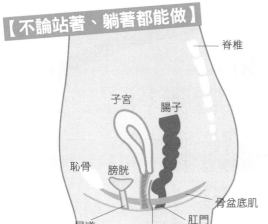

脊椎

子宮

腸子

恥骨　膀胱

骨盆底肌

尿道　　　　　肛門

直腸陰道膈

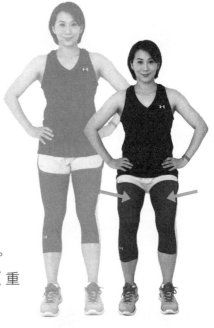

站式

1 | 雙腳張開與肩同寬，自然呼吸。
2 | 收縮骨盆底肌肉，然後放鬆（重複5次）。

臥式

1 | 平躺後，頭部下方可以墊枕頭，但不要選擇太高的枕頭。
2 | 雙膝彎曲，兩手平放貼地。
3 | 調整呼吸，吸氣時，用力收縮骨盆底肌肉5秒。
4 | 默數5秒後，吐氣放鬆。

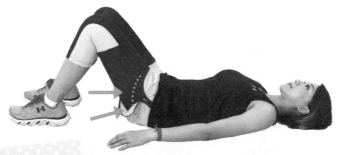

注意事項：

1 開始凱格爾運動之前，務必記得要排尿。

2 不要在排尿過程中，用中斷排尿的方式來做凱格爾運動。

3 陰道或尿道發炎的人應暫停練習，等症狀穩定後再進行訓練。

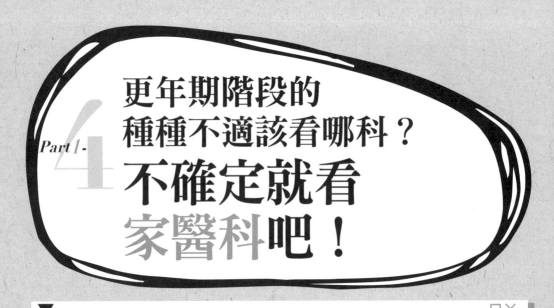

Part 1-4 更年期階段的種種不適該看哪科？不確定就看家醫科吧！

—□×

醫師。娘：

今天又被問到一個老問題，就是
「家醫科醫師到底看什麼？」

婦科女醫師：

家醫科萬能壓^＿＿^

醫師。娘：

前幾天有位婦女來看診，她說她最近身
體有許多症狀，又不知該掛哪科。她兒
子說她脾氣變得那麼暴躁，一定是更年
期的關係；她鄰居說她最近明顯發福，
應該去新陳代謝科；最後，她的閨蜜就
和她說「去看家醫科就對啦」。結果她
一進診間，劈哩啪啦先和我聊最近和媳
婦處不好、和老公常吵架的事情。

婦科女醫師：

所謂家醫科就是病人家中大
小事也要一併關心吧

醫師。娘：

是der～我最常和大家說：「當
不知道要看哪一科時，家醫科就
是最適合的選擇。」

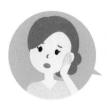

第二次青春期的身心症狀難啟齒？
和家醫科醫師聊聊吧！

進入第二次青春期，有些人可能會有各種身心不適的症狀，妳可能不確定自己的生理症狀是不是該掛婦產科，某些情緒症狀要不要掛精神科。當不知道要看哪一科時，家醫科就是最適合的選擇。

身為一位家醫科醫師，我常常被問到「家醫科到底看什麼？跟一般內科有什麼不一樣？」的確許多人對家醫科並不是很了解，所以我想在此簡單和各位談談家醫科的範疇。

由於每一個人的身體狀況不同，且過去病史亦不相同，若有固定專業的家庭醫師長期追蹤、完整了解病人個人狀況，有助於診斷疾病與提出適宜的治療方式。

家醫科又稱為「基層醫療」，顧名思義就是「像選舉的樁腳般照護你的健康的醫療提供網」。從結婚生子到駕鶴歸西都歸基層醫療照護，婚喪喜慶都顧到，因此基本上，所有的疾病都可以掛家庭醫學科。

更年期是女性生命週期中的一段自然過程，這個時期由於荷爾蒙分泌逐漸減少，有些婦女會產生生理上的症狀及情緒上的變化，因而出現身心不適的現象。

不過情緒上的症狀並不一定和更年期直接相關，也有可能是婦女在這個人生階段有了不同的生活變化，或是其他因素誘發的情緒問題。當不知道自己的症狀應該掛哪科時，或是需要健康諮詢與健康檢查時，都可以諮詢家醫科醫師。

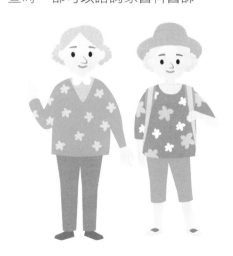

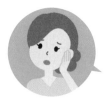

家醫科醫師如何協助我？

家庭醫學科在專科訓練時，會強調生理、心理及社會兼顧的全人照顧模式。

所以不論是生理症狀、心理症狀（焦慮症、憂鬱症及身心症之診治），都可以看家醫科喔！簡單來說，家庭醫學科專科醫師的重要主張是「以病人為中心，以家庭為取向」。

「以病人為中心的醫療照護」到底是什麼呢？主要有五個定義，以下簡單敘述並舉例：

1 醫師要與病人及其照護者分享權力與責任：

假設你現在生病了，有些醫師可能直接告訴你必須開刀，但卻不告訴你為什麼要開刀，或是還有沒有其他的治療選擇。

要落實以病人為中心，醫師應該用共同討論的角度告訴病人狀況，例如：「經過這個檢查後，你的狀況大概是這樣，依照我的經驗，我覺得開刀是最好的選項，雖然我也會告知有其他的選擇，但是以我的角度，我覺得開刀是比較合適的。」並和病人分析開刀的好處與風險，以及其他療法可能有的優點、缺點，給予綜合的評估。

當然病人也可能會有不同的考量角度，比如說：開刀住院時，有沒有人可以照顧我？我的保險是否有給付？開刀費用我是否負擔得起……等問題。

所以分享權力與責任，就是醫師與病人彼此討論之後，做出雙方都可以接受的結論，這也和接下來的第2點息息相關。

2 以分享且開放的態度和病人溝通：

要達到以病人為中心的照護，就要以病人為中心的溝通，並正確地以病人能聽懂的語言來溝通。

③ 考慮病人的個別化、情緒需求、
　 價值與生活事件：

　　每個人的狀況各不相同，醫師
應依照病人所屬族群的文化、健康
狀態及健康需求等背景提供照護。

④ 運用策略將醫療照護達到因個人
　 因素而未出現之有照顧需求者，
　 包括支持廣泛社區之照顧策略：

　　家醫科醫師除了照顧固定的病

人外，也要同時考慮社區中從未看
過病或缺乏被服務者之需求。

⑤ 加強預防及健康促進：

　　確認及降低民眾的疾病危險因
素，並讓他們接觸到合適的醫療服
務，以預防或維護健康。

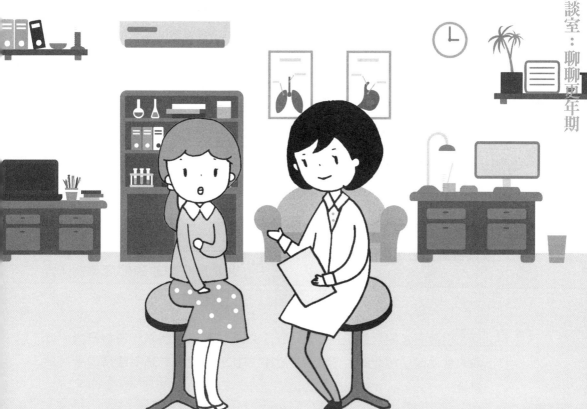

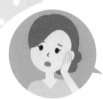

家醫科醫師為妳
量身打造合適的治療方式

　　我們常說家庭醫師的特色要具備所謂3C2A的目標。三個C是取英文單字的第一個字，分別為：全面性（comprehensiveness）、持續性（continuity）、協調性（coordination）；兩個A則是：可近性（accessibility）及負責性（accountability），這幾項特色其實就是「以病人為中心」的醫療照護之落實。

全面性
Comprehensiveness

代表對於病人有通盤的瞭解，而非只是針對他這次求診的主訴。例如：因失眠來求診，我們不會只開助眠藥，還要去思考其他因素，例如身體病痛、藥物使用、睡眠時間及環境，或是生活壓力等因素。

持續性
Continuity

代表對於病人的照顧是持續的。因為同一位醫師對於常年看自己的病人會比較了解他的生活軌跡，也會有比較通盤的診斷與維持健康建議。

協調性
Coordination

與社區醫療資源互通有無，落實分級轉診，減少醫療資源浪費。

可近性
Accessibility

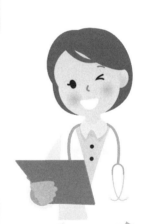

代表病人就醫方便性。

負責性
Accountability

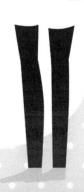

對自己的病人負責，如最近在推行的家庭醫師責任制。

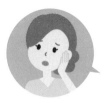

LEARN看診模式，
和醫師打造良好的溝通

醫師在看診時，會強調所謂的**LEARN**模式與病人互動，L就是傾聽（listen），E是說明（explain），A是容許（acknowledge），R是建議（recommend），N則是協商（negotiate）。

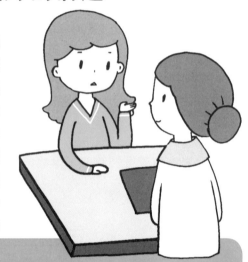

Step.1／傾聽 Listen

Step.2／說明 Explain

Step.3／容許 Acknowledge

Step.4／建議 Recommend

Step.5／協商 Negotiate

傾聽（listen）：

除了傾聽病人哪裡不舒服之外，因為病人理論上會和家庭醫師的關係有點類似鄰居或朋友，有時候可能也會抱怨生活上的事物。

有目的的傾聽很重要，因為醫師從病人生活周遭的情報中，可以知道他現在的心情如何、社會支持系統夠不夠……，這些都會影響醫師做決策。

說明（explain）：

傾聽完之後，醫師要用可接受且容易理解的用語和病人說明情況，例如幫他安排哪一些檢查或說明可能的診斷及病因等。

容許（acknowledge）：

容許的定義內容是指藉由醫師與病人對疾病模式的互相了解，也就是醫師確定病人都聽懂他講的話之後，針對雙方認知上或者決議上有衝突的部分再進行溝通。

舉例來說，當醫師發覺病人有一些部分其實沒聽懂，誤解成別的意思時，必須再重新說明，確保他接收到醫師真正的意思。又或是病人做出的決策跟醫師的預想不太一樣，醫師覺得那樣不是病人最大的利益時，要先了解為什麼他想要那樣做，並對落差進行溝通、達到一致。

建議（recommend）：

醫師與病人協調好之後，醫師會提出他的建議，像是具體的檢查及治療計畫讓病人知道。

協商（negotiate）：

協商基本上會和前一項建議（recommend）混雜在一起做，與病人協商治療方式，找出兩者都可接受的方法，讓病人全心投入治療與恢復的過程中。

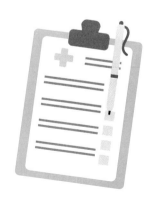

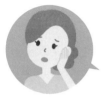

家醫科醫師如何
就我的狀況給予建議？

　　所謂的A＋B＋C＋D＝X 模式就是指要評估一位病人的危機或問題（X：crisis or outcome），必須考慮到四個面向：

Ⓐ：生物醫學狀況（biomedical status）
Ⓑ：重大生活事件（stressful life event）
Ⓒ：病人的資源（resource）
Ⓓ：病人處理事情的因應策略（coping strategy）

Ⓐ 生物醫學狀況（biomedical status）

＋

Ⓑ 重大生活事件（stressful life event）

＋

Ⓒ 病人的資源（resource）

＋

Ⓓ 病人處理事情的因應策略（coping strategy）

＝

Ⓧ 病人的危機或問題（crisis or outcome）

A. 生物醫學狀況：

以更年期病人為例，如果只考慮到「A：生物醫學狀況」的層面，例如病人可能月經不規則、年齡也差不多到了更年期，或是有其他更年期症狀，醫師除了針對更年期做一些抽血、荷爾蒙的檢查之外，下一步會考慮開藥或其他治療方式。

B. 重大生活事件：

承上，如果這位病人同時有情緒方面問題的時候，例如焦慮、失眠等等，「B：重大生活事件」就變得非常重要。說不定她其實是因為感到疲憊，或者是煩惱子女問題，剛好這些重大生活事件和更年期發生在同一段時間，導致發生情緒方面的問題。

C. 病人的資源：

這種情況下，醫師雖然會納入更年期荷爾蒙改變的因素，但比較不會把這項因素歸為主要原因，最重要的還是考量病人的重大生活事件與是否有情緒性疾病的病史。

C. 病人的資源：

至於「C：病人的資源」，就是了解病人具有那些資源。家醫科醫師不論幫忙轉介身心科，或者直接開抗憂鬱藥，和病人面對面的時間只有在診間短短15～20分鐘，但病人離開醫院後一天24小時那麼長的時間，他是否有足夠的資源，也是醫師所關注的重點。

所以醫師會去了解病人生活中有沒有陪伴者、有沒有傾訴的對象，或是提供她參加一些情緒團體等等。因為每個人的資源不同，醫師所做的決策也會有所不同。比如說失智症的患者，我們很常遇到病人忘記吃藥，或者吃了忘記又再吃一次，開一個月的藥，他下禮拜就說全部吃完了。

在這樣的情形下，如果身邊有子女或外傭的患者，跟完全獨居的失智症患者，醫師開的藥雖然都一樣，但兩者身邊的社會支持度就差很多。對於獨居的失智患者，醫師可能會協助尋找相關的社福資源，例如社工師、病友團體或相關基金會的志工等等給予協助。

病人處理事情的因應策略就是指他的認知跟反應。不同的人因應事情的策略會差很多，這跟每個人的生活習慣有很大的關聯，醫師要稍微理解、摸著他的性子走。舉例來說，有些糖尿病病人在飲食上沒有控制，不論醫師怎麼叮嚀就是不遵從，這時我們給他的用藥處方配置也會不太一樣。

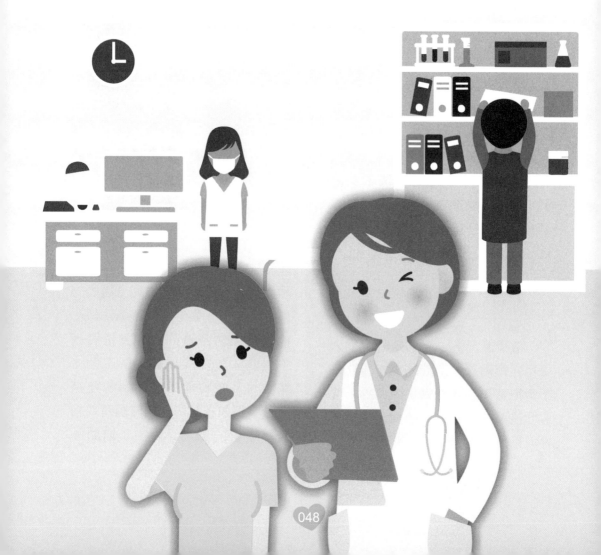

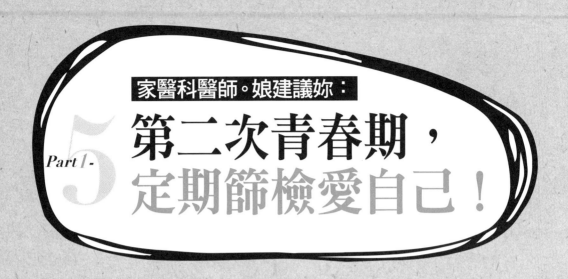

— □ ×

醫師。娘：

昨天花花問我説乳房自我檢測到底
該怎麼摸，我説那個要練出抓奶龍
爪手才有用啦～

婦科女醫師：

叫她男朋友來學比較實際吧反正天天揉
還是要去排乳房攝影啦！啊！對了，叫
她連子宮頸抹片也做一做吧！

醫師。娘：

有啊！她就抱怨大奶去做乳攝被夾
得很痛所以才想自己摸一摸就好

婦科女醫師：

現在很多機器都改良過沒那
麼痛了啦！

醫師。娘：

我知道啊，所以就跟她説你就想説今天
男朋友手勁比較強就好，然後她就已讀
不回我了～

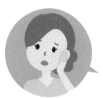

更年期女性必知篩檢，妳做了嗎？

在醫院的家醫科醫師通常需要負責體檢與健檢，像是義務教育的新生入學學童健檢、65歲以上的老人健檢（各縣市政策不同），都屬於家醫科的工作範疇。

所謂的「健康檢查」是指一般身體沒什麼特別的狀況下，為了促進健康、早期篩檢所做的身體檢查。如果本身有一些明顯的症狀，那應該直接就診看病，透過醫師的評估來做不同的檢查。

針對婦女的常見檢查有子宮頸抹片與乳房攝影，目前我們有補助30歲以上的婦女每年一次子宮頸抹片檢查，45～60歲兩年一次乳房攝影。透過定期檢查，達到「早期發現、早期治療」的目的。

但如果妳已經有明顯的症狀，需要做的就不是健檢，而是直接找婦產科醫師看診。

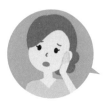

定期做子宮頸抹片檢查愛自己

現行補助的一般抹片，採檢過程是將擴陰器置入陰道，再以工具在子宮頸上輕輕刮取少量剝落的上皮細胞，透過顯微鏡觀察有無可疑性的癌細胞。不過現在的抹片技術很進步，有一些自費的抹片會使用電腦薄層抹片檢查，靈敏度比較高。至於到底需不需要另外花錢自費檢查，建議可以諮詢婦產科醫師，並考量個人的預算。

【子宮頸抹片】

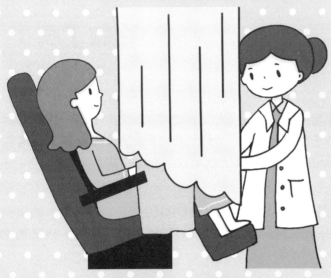

醫師使用子宮刷器具在子宮頸上輕輕刮取少量剝落的上皮細胞採樣。

子宮 子宮頸

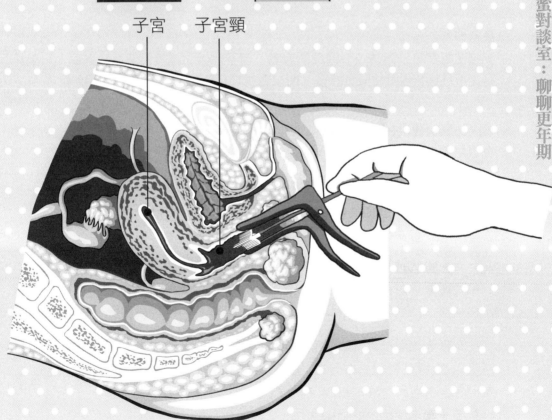

子宮頸癌疫苗嚴格講起來是針對人類乳突病毒（HPV）。施打疫苗是為了防護微生物（病毒或細菌），如果本身已經帶有抗體，那麼打疫苗就沒什麼用了。

大部分婦女到更年期這個年紀，完全沒有性經驗的機率普遍不高，比起年輕女性，如果妳有考慮施打子宮頸癌疫苗，我們會建議先自費檢測有沒有帶原HPV，先確定對HPV沒有抵抗力再打疫苗，成本效益會比較高。

有些人會說：「我都40幾歲了，還需要打子宮頸癌疫苗嗎？」基本上，如果妳還是有性行為，不管是不是固定性伴侶，只要在經濟許可的狀況下，我還是建議施打。

最後要提醒各位，並非打了子宮頸癌疫苗就可以完全不用做抹片檢查。因為這支疫苗雖然可以預防HPV造成的病變，但不代表防護效果達百分之百，只是施打之後癌病變風險會降低許多，所以即便施打疫苗，還是要做抹片檢查。

個人認為隨著現在社會型態的改變，社會文明與風氣的差別，40～50歲的婦女也不是完全不需要這支疫苗。

定期做乳房攝影愛自己

依據衛生福利部死因統計，乳癌為台灣婦女發生率第一位之癌症，發生高峰約在45～69歲之間，約為每十萬名婦女188～194人。

乳房攝影可以有效提早發現，是最佳的乳癌篩檢方法，所以建議各位一定要定期接受檢查。

幾年前我們常可以看到乳房自我檢測的相關宣導，教導民眾在家

自己觸摸檢查。但後來隨著統計資料與相關報告，發現到自我檢測的檢出率遠低於無差別乳房攝影。

自我檢測檢不但要「會摸」，還要「常摸」，但是很多人往往想到才做，或是摸的方式不正確，這樣完全沒有效，因此我們現在比較提倡到醫院接受專業醫師的檢查。

乳癌早期一般都沒有症狀，所以很難察覺。乳房攝影的靈敏度遠高於自我檢測，有些人自我檢測時以為自己摸了沒發現問題，就不去醫院做乳房攝影篩檢，等到摸到時可能都已經二期、三期了。

乳癌早期與晚期的死亡率差很大，若能早期檢測、早期治療，有些患者可能開完刀還可以保留大部分的乳房，甚至連化療都不用，這對生活品質、自我形象都有很大的影響。若已經二期以上才發現，就必須全乳房切除與重建。

直系親屬具乳癌家族史應提早開始檢查

雖然乳房攝影的補助是從45歲開始，但如果直系親屬有乳癌家族史的話，我就不會建議到45歲以上才開始檢查。

我常對我的女性患者說：「如果你的媽媽或是奶奶有罹患，就要趕快開始檢查，還要提醒家中其他直系女親屬（例如女兒）檢查。」

檢查方式不見得要乳房攝影，比較年輕的女性可能會優先用超音波。因為胸部大小、年紀大小，或是胸部比較鬆垮的女性，檢查方式也會有所不同。乳房攝影與超音波各有長處和短處，通常醫師會判斷哪一種比較適合妳。

【接受乳房X光攝影的注意事項】

1 檢查時，必須脫掉上半身的衣服，故不要穿連身衣裙。

2 攝影前須取下項鍊、耳環。

3 不要於乳房、腋下塗抹除臭劑、粉劑或乳液等等，因為可能會使影像出現類似鈣化的斑點。影響醫師判讀。

4 乳房X光攝影檢查過程中，為了要獲得清晰的影像，並減少輻射劑量，必須用壓縮板將乳房夾緊，將乳房中的脂肪組織與乳腺構造攤平，以分辨乳房內的解剖構造，同時降低乳房的X光劑量，以提高診斷率，因此有些人可能會有些微不適感，建議避開經期前一週受檢，因為這時乳腺組織受到荷爾蒙影響，檢查時容易疼痛。

5 如果曾接受過乳房手術、整形手術、植入物體、心臟節律器者，須主動告知醫師和放射師。

6 已懷孕、有可能懷孕，或是有懷孕計畫者，一定要告訴醫師和放射師。

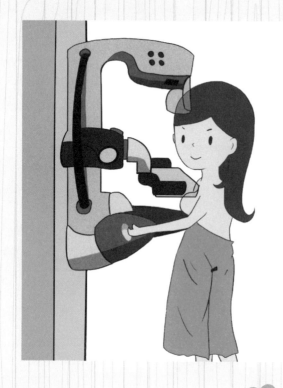
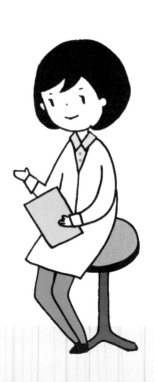

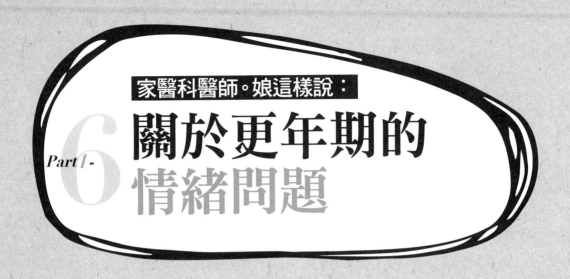

Part1-6

家醫科醫師。娘這樣說：

關於更年期的情緒問題

_□×

醫師。娘：

欸，龜，昨天和花花喝下午茶，她的黑眼圈超深的。

婦科女醫師：

大概又是熬夜追劇了吧。

醫師。娘：

她説她失眠睡不著，問我能不能開點藥給她。

婦科女醫師：

她失眠喔？看不出來欸，她小孩都大學了又不會睡覺前才跟你説明天學校要帶昆蟲標本之類的。

醫師。娘：

遇到這種事情應該只會痛揍小孩不會失眠，不過失眠的原因真的也滿多的，不知道她最近到底是發生什麼事情了？

婦科女醫師：

不知道，有空妳再問問她吧。

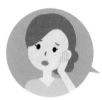

我最近常會莫名想發脾氣，是更年期到了嗎？

有些婦女覺得自己的情緒像座火山，易怒又情緒起伏大。更年期為什麼容易變得情緒暴躁呢？當然是和荷爾蒙有關囉！就如同女性在月經來潮的前幾天，容易有情緒上不舒服的情況，如睡眠障礙、倦怠、煩躁不安、情緒低落、易怒等等，這些症狀就是所謂的經前症候群。不論是經前症候群，還是更年期的情緒問題，都和荷爾蒙息息相關。

談到更年期的情緒問題，有一個大前提就是「更年期的荷爾蒙變化，本身不會引發憂鬱症，而是讓原本已有的情緒性疾病加重」。

舉例來說，如果一個人本來就是憂鬱症或其他情緒性疾病的患者，因為她本身就有危險因子（比如說有憂鬱症的家族史，或年輕時得過憂鬱症），因此容易在更年期這段期間引發或復發。

在此所說的憂鬱症是指臨床被診斷出來的狀況，事實上，我們並沒有所謂「更年期憂鬱症」的名稱。人的情緒是十分複雜多樣的，工作或生活上的許多因素都會對我們的情緒產生影響，只是更年期這段期間比較容易讓憂鬱症高危險的族群被引發或復發。

憂鬱症和血清素含量有關。血清素是一種神經傳導物質，存在身體裡面多處，在腦組織裡它的功能為能幫助從腦部的一個區域傳遞信息到另一個區域，若血清素的濃度不平衡，就會影響到我們的情緒。

當血清素含量較低時，人會容易變得比較負面，因此很多憂鬱症用藥都有提高腦中血清素的功效。再次強調，更年期是觸發因子而不是致病因子，因為女性荷爾蒙會增加血清素合成。

一般來講，如果已經很明顯為精神科程度的情緒症狀，原則上我們還是會建議使用精神科類的藥物

做為第一線，比如說病人符合憂鬱症的症狀：有負面想法、提不起興致，或是嚴重一點到真正的憂鬱症、重鬱症，已經有自殺的意念，甚至付諸實行的時候，醫師第一線還是直接以精神科用藥為主，荷爾蒙補充治療為輔。

憂鬱症的藥不是吃了立即見效，通常需要一段時間，因為它是調整腦內的物質，特別是血清素，如果病人已經到了危急的狀態，我可能會先轉去精神科，調整藥物讓病人穩定之後，再回來家醫科固定的拿藥。

情緒症狀大多出現在更年期早期（近更年期），也就是月經周期開始改變，正式進入更年期之前的一段時期。

除了荷爾蒙變化造成情緒不穩定之外，這段期間剛好女性的家庭週期走到空巢期，也就是孩子長大了有自己生活，有些婦女可能出現孤獨寂寞的感覺，選擇把心力轉放在工作上，如果本身是全職媽媽，可能會頓失重心。

家庭週期階段

第一階段　**新婚夫妻**

第二階段　**第一個小孩誕生**

第三階段　**有學齡兒童的家庭**

第四階段　**有青少年子女的家庭**

第五階段　**子女出外就業的家庭**

第六階段　**空巢**

第七階段　**老化的家庭**

★資料取自Duvall, E.M.ed (1977). Marriage and family development. Philadelphia: Lippincott.

隨著時代與社會型態的改變，現在許多女性都晚婚，她在更年期早期可能不是空巢期，而是蠟燭兩頭燒，正需要忙於顧小孩的時候。

剛好婦女在更年期的年紀與階段中，本來就很容易遇到一些事件，每個人的情況各不相同，當面臨家庭生活事件，例如突然被裁員、退休金被砍、中年失業、爸媽突然失能等等，再加上荷爾蒙變化，就容易造成情緒不穩定。如果加上本身有憂鬱症家族史的基因，或者以前就是憂鬱症患者，自然很容易就引發情緒性疾病。

【更年期階段容易引發情緒性疾病的可能因素】

本身有憂鬱症
病史或家族史

荷爾蒙的變化

家庭生活事件
的影響

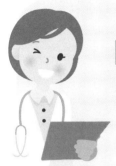

婦科女醫師這樣說：
關於更年期情緒問題

更年期女性的情緒問題可能是因為卵巢功能退化、雌激素荷爾蒙急速減退所造成的。有些婦女可能出現焦慮、憂鬱、沮喪、暴躁、疲倦或是無法集中精神、記憶力變差等現象。當遇到失眠、筋骨痠痛、熱潮紅等更年期症狀，已影響到生活品質時，就應該及早求助治療，而不是默默隱忍。

更年期發生的憂鬱症，與其他時期發病的憂鬱症相較，並無不同，也就是說更年期階段發生的憂鬱症，一如其他時期的憂鬱症，需要接受精神科醫師全面的評估，規劃完整的治療計劃。

如果只是因為更年期熱潮紅、盜汗等症狀，或是輕微焦躁、心悸、憂鬱等身心問題，以及因陰道乾燥的困擾影響情緒，可先考慮經婦產科醫師檢查診斷後，使用荷爾蒙補充治療；但若過去曾患有憂鬱症等精神疾患，或是症狀嚴重，就應該立即尋求精神科醫師的協助。

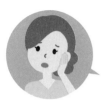

妳睡得好嗎？有這些狀況可能就代表睡眠品質不佳！

妳最近睡得好嗎？如果出現以下情形時，可能就代表睡眠品質不佳。

多夢：

失眠多夢常常是伴隨在一起的，其實每個人睡著以後都會做夢，正常的睡眠週期在「動眼期」就是做夢的時期，絕大部分的夢境都不會被記得。有些人主訴一睡著就做夢，有可能是因為缺乏深層睡眠，一直處於淺眠期所致。

因為夢境是腦部整理白天接收的各項訊息，所以如果有煩心的事情在夢中也容易以噩夢呈現（反映白天遭遇的精神壓力），因此多夢是失眠嚴重的症狀之一。多夢＝缺乏深層睡眠，會讓身體無法充分達到休息的目的，白天的精神也會比較差。

食慾不振：

失眠有時候還會伴隨食慾不振，甚至因為沒有胃口而日漸消瘦。

睡不著覺：

這是失眠最常見的症狀，也是被大家所熟知的。通常入睡時間會往後推1到3小時，有些人可能看電視的時候很想睡覺，但躺在床上又睡不著，翻來覆去還是無法入眠。

起床後頭昏腦脹：

一般人早上起床洗完臉之後會覺得頭腦清醒，但失眠的人會覺得昏昏沉沉，沒有睡飽後精力充沛的感覺。

很早就睡醒

失眠除了晚上睡不著覺，還有一種情形是天還沒亮就醒了。早醒也屬於典型的失眠症狀，這樣的人通常凌晨醒後就很難再睡著，且會感到疲憊乏力。有些女性患者會因早起而悶悶不樂，導致抑鬱病的產生。

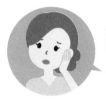
四肢乏力

失眠患者在早期之後，大多會因為晚上沒有睡好，起床之後還是沒精神，做什麼事都提不起勁，白天總是昏昏沉沉感到睏倦，眼睛容易乾澀。

談談更年期失眠問題：
為什麼翻來覆去睡不著？

所謂「失眠」的定義就是指入睡困難，超過半小時以上都沒辦法入睡，或者是半夜醒來後無法入睡，早上睡醒以後沒有睡飽的感覺，白天容易覺得很睏倦。

更年期女性失眠的原因跟一般人會失眠的原因差不多，像是本身生活周遭的壓力、生理時鐘混亂、攝取咖啡因等等，都會造成失眠。

此外，更年期本身的確比較容易失眠，因為除了生活圈事件的轉變，更年期帶來的症狀如熱潮紅、盜汗，這些不舒服的症狀也可能導致睡眠品質下降。

另外，這個時期缺乏動情素，導致我們睡眠周期中的熟睡期縮短（所謂「熟睡期」指的就是一個好的睡眠品質），這是最主要的因素。

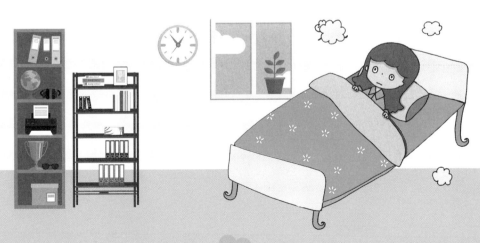

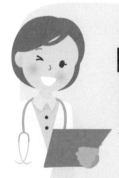

婦科女醫師這樣說：
關於熱潮紅引起失眠

　　熱潮紅是更年期婦女常見的失眠原因。因為更年期過渡期可能對冷熱變得比較敏感，有些人會無來由地感到一陣冷或一陣熱，有時會伴隨焦慮緊張、盜汗，甚至心悸，這些現象如果發生在半夜，會影響到我們的睡眠品質。

　　治療這些更年期不適症狀的首選為使用荷爾蒙療法，只要在婦產科醫師的處方下，配合完整的諮詢與檢查，逐步減緩相關症狀，之後再依醫師的指示降低劑量或停用，都有一定的效果。

　　不適合使用荷爾蒙療法的婦女，這兩三年也有許多文獻佐證，低劑量的抗焦慮藥物能夠助眠，建議有相關問題也可以諮詢家醫科或精神科醫師。

特別收錄 改善失眠的方法

❶ 運動：

　　每個人都有適合自己放鬆心情的方法，例如運動就是改善失眠的其中一種方法。建議運動要在白天做，避免於睡前一個小時內做。但現代女性白天忙著上班，很難抽出時間運動怎麼辦呢？沒關係，只要利用下班通勤時間提早五站下車，走路回家就很足夠了。「走路」是最經濟、最方便的運動方式之一，我自己平時經常沒時間運動，所以回家時都會提早幾站下車！

　　因為每個人的時間作息和身體狀況不同，選擇的運動也會有所不同。像是我因為有酒糟性皮膚炎，夏天外出運動容易有症狀，但是我並不會因為這樣就不做運動，而是選擇比較適合自己的運動方式。另外，睡前1～2小時應盡量避免劇烈運動，以免晚上睡不著。舉例來說，如果妳固定11點睡，9點以後建議不要運動。

❷ 維持規則的睡眠作息：

　　盡量每天按時上床入睡及起床，嚴格限制在床上的時間，白天連床都不能碰，只有晚上該睡覺的時間才能上床睡覺，維持固定的生理時鐘。

❸ 睡眠環境：

　　睡眠環境會影響睡眠品質，因此我們應建立一個舒眠環境，讓房間的溫度適當、沒有噪音、燈光柔和、不要有刺鼻異味。有些人也會放香氛精油、音樂、柔和燈光，就像妳去做SPA的時候，裡面的佈置就是最好的舒眠環境啦！

　　不知道妳有沒有過這樣的經驗，當聞到某些香氛味道的瞬間，會立即感受到愉悅、放鬆的感覺？有些香味聞起來讓人身心

舒暢，還能舒解壓力與疲勞。不過在此要建議各位，香氛精油要慎選，市面上很多產品都是化學調合香精，長期吸多了對身體不好，建議選擇有認證的天然精油。

如果想藉由音樂幫助入眠，應該要選擇比較緩和的音樂，盡量不要聽過於吵雜的音樂、搖滾樂、有歌詞的歌曲，以免造成干擾，使得大腦無法休息，反而增加入睡困難。

❹ 床鋪僅供睡覺用：

妳是不是也有躺在床上滑手機的習慣呢？現今智慧型手機、平板電腦人手一台，許多人幾乎時時刻刻都機不離手！目前已有專家研究警告在床上看電視、滑手機、使用電腦、討論事情或工作，都會妨礙到睡眠。我們應該要在就寢時減少這些刺激，避免在床上使用3C產品，或仍思考工作內容，堅持「床就是用來睡覺」的原則。

❺ 飲食：

晚餐後不可以喝咖啡、茶、可樂、酒及抽菸。建議睡前不要吃宵夜，以免造成消化系統的負擔。此外，為了避免夜間頻尿而起床上廁所，影響睡眠，晚餐後最好不要喝太多水及飲料。

如果上述方法還是無法改善失眠，甚至因為睡眠品質不佳造成生活困難，例如：白天容易打瞌睡，已影響到日常生活、工作效率的程度，應該諮詢醫師（家醫科醫師、精神科醫師或心理師），經專業建議使用輕微助眠藥物。導致失眠的因素有很多，如果只是單純因更年期症狀、心情緊張，家醫科醫師可經診斷後，開一些助眠藥物。

也許有人聽到安眠藥就感到恐懼，怕一開始用就會上癮，或是吃太重的劑量會變笨。我們使用助眠藥物的原則是「有效的最低劑

量」，一定先從藥效輕微、低劑量開始嘗試，並且配合改善生活作息、放鬆練習的非藥物療法。如果使用到兩三種以上，或是單一藥物劑量超過仿單建議劑量才有效果時，這時候最好尋求睡眠醫學的專門精神科就診，才能達到最好又最不傷身的效果噢！

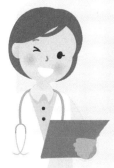

婦科女醫師這樣說：
關於服用褪黑激素
改善失眠

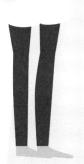

　　褪黑激素（melatonin）是由人的大腦松果體所分泌的一種荷爾蒙，負責調節身體的生理時鐘，與我們的睡眠息息相關。根據研究，50%的人對於褪黑激素改善睡眠是有幫助的，長期服用也是可以的（目前無出現不良報告）。不過褪黑激素的劑量有低有高，長期服用高劑量的褪黑激素是否會有副作用，目前尚缺相關報告。

　　目前褪黑激素在台灣仍屬禁藥，無法購買，美國則是在一般藥局多有販售（歐洲各國各有不同的管制）。有些人會在出國旅遊時自買自用，建議購買前看清楚包裝，劑量可以從0.3mg開始嘗試。

Part 2

醫界好閨蜜╳各科醫師的

專業諮詢室：

解答關於
更年期的症狀

閨蜜出動

Part2- ## 1

會診骨科
侯勝茂教授

骨質疏鬆怎麼辦？
醫界好閨蜜為妳出動！

骨質疏鬆是中年女性的健康大敵，停經期後女性的骨骼質量會加速流失。妳知道嗎？骨質疏鬆會造成骨折，嚴重的話甚至會導致無法自理生活，因此我們應該從小就養成良好的習慣，儲存骨本。

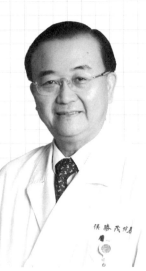

在蒐集多位有骨質疏鬆困擾的女性提問後，我們決定帶著這些問題，出動到骨科專家侯勝茂院長的診療室，幫各位詢問更年期骨質疏鬆的問題，談談如何透過飲食、運動與生活習慣戰勝骨鬆。

侯勝茂教授簡介

現任 ・新光吳火獅紀念醫院院長　・國立台灣大學名譽教授
　　　・台灣血液基金會董事長　・國際骨折內固定研究學會(AO)董事

經歷 ・台大醫學院骨科教授　・省立台北醫院院長　・中華民國手外科醫學會理事長
　　　・台大醫院副院長　・台大醫學院教務分處主任・中華民國骨科研究學會理事長
　　　・台大醫學院醫學系主任　・台大醫院骨科主任　・中華民國骨科醫學會理事長
　　　・中華民國關節重建醫學會理事長　・行政院衛生署署長

主治專長 ・骨科醫療
　　　　・手外科、關節重建外科

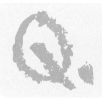

什麼是骨質疏鬆？為何更年期女性容易骨質疏鬆？

　　正常的骨骼會不斷進行新陳代謝，但無論男女，在**40歲左右**，骨骼質量就會以每年**1～2%**的速度逐漸流失。當骨頭組織流失的速度比新生的速度快，就會發生骨質疏鬆。

　　骨骼上有兩種細胞：破骨細胞與造骨細胞，人體骨質的變化，取決於破骨細胞與造骨細胞的消長。破骨細胞會先把受傷、老舊的骨骼組織移除，造骨細胞再把新的骨骼組織補回來。

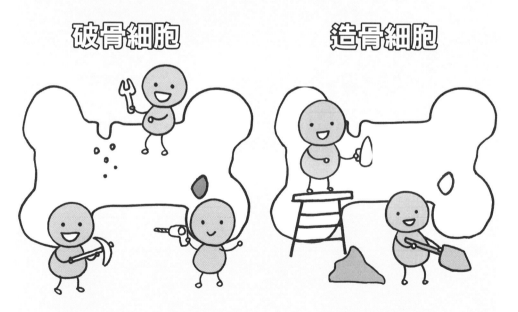

破骨細胞　　　　　　　　　　造骨細胞

負責移除老舊或受傷的骨頭　　　　　　負責製造新的骨頭

罹患骨質疏鬆症的病患，因骨量減少，骨骼的密度漸漸變小，導致骨骼強度減弱，呈現中空疏鬆、脆弱而易骨折等現象。雖然骨質疏鬆症並不會直接導致死亡，但骨質疏鬆症會增加骨折的風險。

正常的骨骼

骨質疏鬆的骨骼

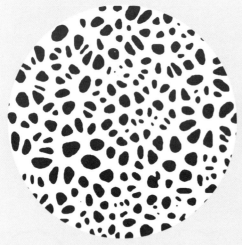

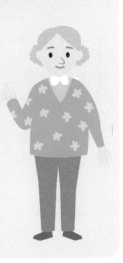

　　人體的骨骼隨時都在不停地汰舊換新，正常的骨骼會維持破骨作用和造骨作用的平衡，使骨骼維持在正常的水準。當我們年輕時，骨骼緻密，空隙很小。隨著年紀逐漸增大，骨小樑會變小或消失，空隙變大，皮質骨也會變薄。

　　骨骼中的骨質含量減少，便會造成骨骼內層的海綿骨疏鬆及外層的皮質骨變薄。

人類骨骼的骨質含量，自出生以後即隨年齡而逐漸增加，一直到30～35歲左右，骨質含量會達到最高峰，骨質密度在這個階段也是最高峰，之後隨著年齡的增加，骨質會逐漸流失。女性在停經後，體內雌激素濃度大幅度減少。由於失去荷爾蒙的保護，骨質流失更快，根據研究顯示，停經後的前六年，骨質將迅速流失約3分之1，為骨質疏鬆高風險族群。

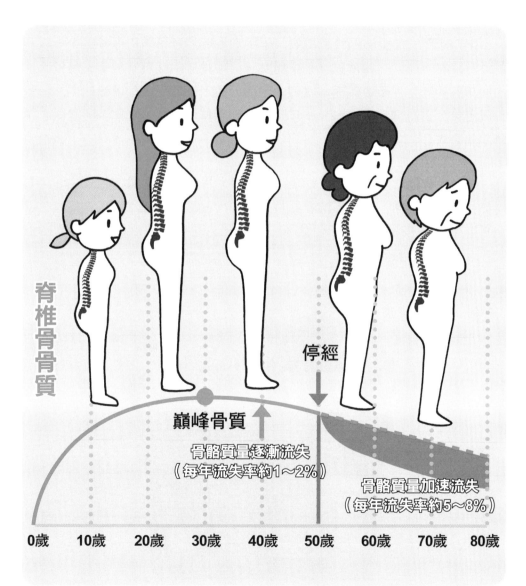

脊椎骨骨質

停經

巔峰骨質

骨骼質量逐漸流失
（每年流失率約1～2%）

骨骼質量加速流失
（每年流失率約5～8%）

| 0歲 | 10歲 | 20歲 | 30歲 | 40歲 | 50歲 | 60歲 | 70歲 | 80歲 |

更年期是不是一定會骨質疏鬆？我該如何讓我的孩子趁早開始防範骨質疏鬆呢？

更年期不一定會得到骨質疏鬆，但平常沒有注意預防與保養的人，較容易骨質疏鬆。因此，我常建議不論男女，防範骨質疏鬆應該從年輕時做起。由於年齡的老化以及更年期婦女體內的荷爾蒙大幅減少，使得骨骼內的鈣質容易流失，骨頭變得更脆弱。一旦骨質疏鬆就無法回復，因此我們提倡「預防勝於治療」。

防範骨質疏鬆最基本方法就是塑造出最大可能的總骨量，也就是趁年輕時儲存最大的骨本，讓自己的骨骼長久堪用。所以除了進入更年期的女性要注意防範骨質疏鬆，也別忘了讓家中孩子建立正確的生活習慣與均衡的飲食，以建構良好的骨質健康。

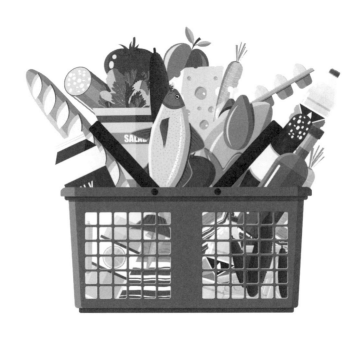

Q. 骨質疏鬆會有哪些症狀？

　　骨質疏鬆素有「隱形殺手」之稱，因為在早期並無明顯症狀，患者多不自知，等到感覺腰痠背痛時，就應該趕快找醫師檢查骨頭的狀況了。

　　骨質疏鬆症容易引發的骨折部位為脊椎骨、髖骨及手腕關節。脊椎骨折可能造成駝背、身高變矮及背痛。

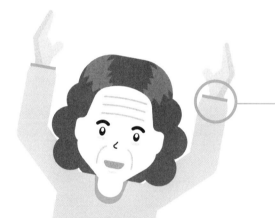

手腕關節

手腕關節容易在45～50歲時發生骨折。

脊椎骨

脊椎骨最容易在55～60歲以上發生骨折。

髖骨

髖骨最容易在65歲以上時發生骨折

髖骨發生骨折後，一年內的死亡率：

• 男性22%

• 女性15%

哪些人容易得骨質疏鬆症？

在回答這道問題前，我們先來看個小測驗：如下圖，左邊是天生骨架小、體型纖瘦的林黛玉型女性，右圖是體型豐腴，身上比較有肉的楊貴妃型女性，想一想，妳認為哪一個類型較容易得骨質疏鬆症呢？

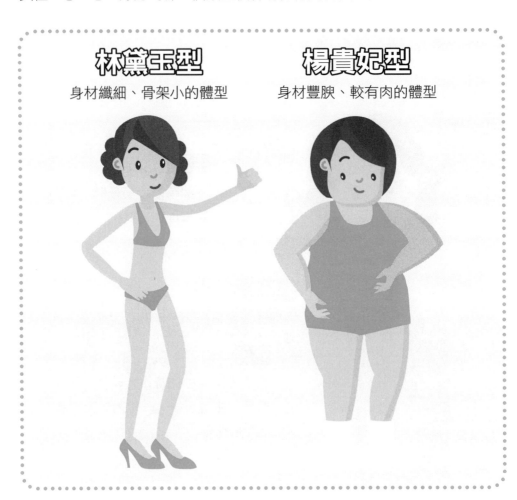

解答：林黛玉型的人比起楊貴妃型更容易骨質疏鬆！

目前已經能確定容易引起骨質疏鬆症的危險因子包括：

【❶ 先天因子】

- 女性
- 月經失調
- 年紀大
- 家族史（若母親曾有骨折病史者，其罹患骨質疏鬆的機率較高）
- 神經性厭食或貪食症
- 早發性停經
- 種族差別（尤其是白種人和亞洲人）
- 身材纖細、骨架小

【❷ 後天因子】

- 吸菸
- 長期鈣質攝取不足
- 飲酒過量
- 缺乏運動

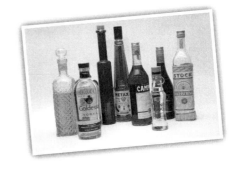

【❸ 藥物使用】

- 使用類固醇、甲狀腺過度補充治療，以及抗癲癇藥等藥物

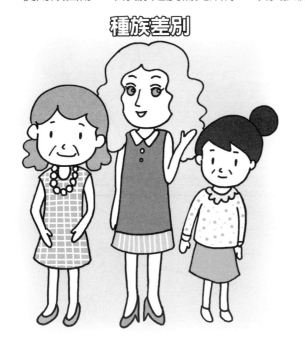

種族差別

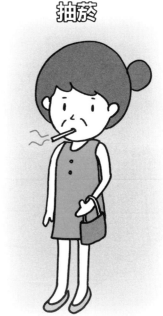

抽菸

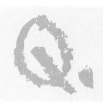 如何知道我有沒有骨質疏鬆呢？

　　骨質疏鬆症與骨折的發生密切相關，由於骨質疏鬆早期沒有明顯的症狀，所以必須靠檢查才能診斷。骨質疏鬆症顧名思義就是骨骼密度低，因此醫師會透過一些檢查來測定骨骼密度。目前診斷骨質疏鬆的主要方法有兩種：X光及骨密度檢查（DXA）。

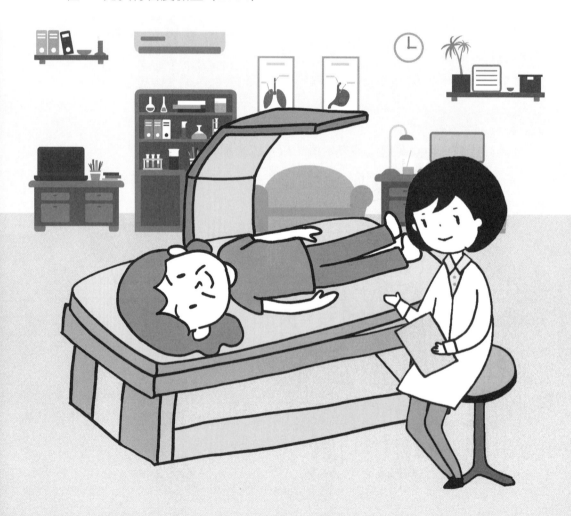

世界衛生組織根據骨質密度水平所訂定的骨質疏鬆標準差（T-值）如下：

【骨質疏鬆症的標準】

骨質	檢測結果
正常骨質	T-值大於-1
骨質稀少	T-值介於-1及-2.5之間
骨質疏鬆	T-值小於-2.5
嚴重的骨質疏鬆	T-值小於-2.5，並且有因骨質疏鬆引起的骨折

一旦診斷出有骨質疏鬆、骨折的病史，發生第二次骨折的機會，會立刻增加5倍。此時需要配合藥物治療，才能有效預防下一次骨折。正在接受骨質疏鬆症治療的患者，應定期追蹤、複診。

女性是骨質疏鬆的高危險群，建議停經後一年內，應開始進行第一次骨密度檢測。

【上網試算發生骨鬆、骨折的機率！】

「減少骨折」無疑是骨質疏鬆預防與治療的核心的目標。醫師透過測定骨質密度評估骨折風險，但多數病人因忽略骨質檢測的重要性與本身的危險因子，等到骨折發生時，才知道是骨質疏鬆所引起的。

骨折風險評估工具（Fracture Risk Assessment Tool, FRAX）是由國際骨質疏鬆症基金會（IOF）與世界衛生組織（WHO）共同推動，提供患者個人或醫護人員根據整合的相關臨床危險因子及病史，估算每個人未來十年骨質疏鬆導致骨折的風險機率。這套系統讓每個人在家上網填寫資料，就能輕鬆試算，非常方便喔！

骨折風險評估網址：

https://www.sheffield.ac.uk/FRAX/tool.jsp?lang=cht

❶ 進入網站後，請先點選計算工具中的國家

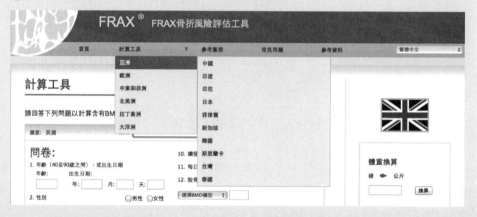

❷ 接著輸入問卷中的欄位。

計算工具

請回答下列問題以計算含有BMD的十年骨折機率

| 國家：英國 | | 指名： | | | 有關危險因子 |

問卷：

1. 年齡（40至90歲之間），或出生日期
   年齡：　　　　　出生日期：
   　　　　　　　　年：　　　月：　　　天：

2. 性別　　　　　　　　　　○男性 ○女性

3. 體重 (公斤)

4. 身高 (公分)

5. 過去骨折史　　　　　　　◉否 ○是

6. 父母髖骨骨折　　　　　　◉否 ○是

7. 目前吸菸　　　　　　　　◉否 ○是

8. 類固醇　　　　　　　　　◉否 ○是

9. 類風溼性關節炎　　　　　◉否 ○是

10. 續發性骨質疏鬆症　　　　◉否 ○是

11. 每日飲用酒精3單位或以上　◉否 ○是

12. 股骨頸骨密度(BMD)

選擇BMD機型 ▼

清除　計算

若檢測發現有骨質疏鬆，可以如何治療呢？

治療骨質疏鬆是為了預防並降低再次發生骨折的風險，所以需要藥物的治療，以減緩骨質流失的速度。目前用於預防及治療骨質疏鬆症的藥物主要分為兩大類：**1 破骨抑制劑　2 造骨促進劑**

【骨質疏鬆症的藥物治療】

破骨抑制劑	造骨促進劑：
選擇性雌激素受體調節劑、雙磷酸鹽類、抑鈣素，皆屬於破骨抑制劑，可以維持骨質，不再繼續流失。	目前已上市的造骨促進劑，副甲狀腺素這類的藥物，可以刺激造骨細胞，促進骨骼的造骨作用。

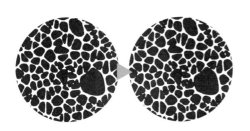

維持骨質，不再繼續流失。

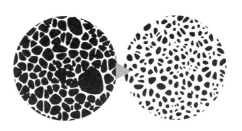

積極治療骨鬆，刺激骨質再生。

接受治療時，一定要按照醫師的指示服用抗骨鬆藥物，千萬不能半途而廢。另外，定期回醫院檢查骨鬆的情形也很重要。無論使用何種藥物，日常生活中仍要注意保養，避免因跌倒而骨折。

特別收錄 抗勝骨鬆這樣吃！

　　鈣質是人體骨頭最主要的成分，女性停經後骨質流失速度加快，攝取足夠的鈣質與維他命D，可以減緩骨質流失的速率。世界衛生組織（WHO）建議成年人每日鈣質的攝取量至少要1200毫克，維他命D3需攝取800個單位（IU）。

　　由於人體無法自行製造鈣質，所以必須從飲食中補充；維他命D的來源則主要是在曬太陽後，由身體自行合成。

食物類別	食物名稱	鈣質含量 （毫克／每100公克食物）
穀物類	麥片	468
	加鈣米	170
	小麥胚芽	45
	燕麥片	40
	大麥	33
	燕麥	25
	小麥	19
	黑麥片	16
	糙米	13
	大麥片	13

食物類別	食物名稱	鈣質含量 （毫克／每100公克食物）
乳品類	脫脂奶粉	1406
	低脂奶粉	1261
	乾酪粉	1151
	全脂羊奶粉	1069
	刨絲乾酪	940
	全脂奶粉	912
	乳酪	574
	脫脂高鈣鮮乳	150
	低脂保久乳	112
	高脂保久乳	104
	全脂鮮乳	100
	低脂鮮乳	98
	全脂保久乳	95
蛋類	雞蛋	43
魚貝類	櫻花蝦（加工）	2859
	扁魚干	2804
	小魚干	2213
	蝦皮	1381
	蝦米	1075
	蟹腳肉	319

食物類別	食物名稱	鈣質含量 （毫克／每100公克食物）
蔬菜	香椿	514
	紫蘇	401
	紅莧菜	218
	芥藍菜	196
	九層塔	191
	皇冠菜	168
	白莧菜	146
	青蔥	141
	甘藷葉	136
	紅鳳菜	122
	青江菜	103
	小白菜	103
	油菜	100
	黃秋葵	94
	芹菜	83
	芥菜	83
	綠豆芽	79
	黃豆芽	68

食物類別	食物名稱	鈣質含量（毫克／每100公克食物）
藻類	髮菜	1187
	紫菜	342
	洋菜	248
水果	黑棗	67
	紅棗	50
	桑葚	41
	香吉士	41
	青木瓜	38
	柳橙	28
	奇異果	25
	木瓜	21
	葡萄柚	20

★資料來源：

1.國民健康署2015年新聞稿──附件2「食物中鈣質含量」

2.衛生福利部食品藥物管理署臺灣地區食品營養成分資料庫（網址：http://www.fda. gov.tw/TC/siteList.aspx?sid=284）

特別收錄 抗勝骨鬆這樣動！

　　除了在飲食中增加鈣質的攝取外，持續的運動更可以避免骨質流失。在這一章節中，我們特別收錄6招加強肌力、預防骨折的健康操，這些招式是針對容易引發骨折的部位（脊椎骨、髖骨及手腕關節）所設計的預防動作。藉由這些簡單的運動，妳可以隨時在家做、與好姊妹一起做，不但增強肌力，還能改善身體柔軟度。

　　在做這套健康操之前，請先注意以下幾點：

1 若您同時有高血壓或心臟病，要避免做過度費力或持續憋氣的動作。

2 若您同時有退化性關節炎，要避免跪姿。

3 脊椎同時有骨刺隨上肢疼痛、痠麻之患者，要避免頸部過度後仰的運動。

4 運動時，請盡量採取緩慢、間斷、簡單重複的方式進行。

5 罹患骨質疏鬆的患者，要避免高衝擊的運動（例如網球、慢跑）。

★注意：本章節運動僅供參考，嚴重骨質疏鬆之患者並不適用。若有疑慮，做運動前，請先諮詢專業醫師的意見。

動作 **1** // **身體側彎**

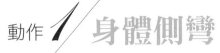

Point：
手肘盡量伸直不
要彎曲喔！

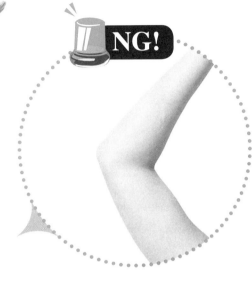

NG!

★**訓練部位：**
　背脊、側邊肌肉、骨盤

★**呼吸方式：**
　所有動作皆須保持呼吸順暢，以5
　個吸吐為一個單位（呼一次氣＋吸
　一次氣＝1吸吐），依個人的能力
　與時間可自行決定呼吸次數。

★**動作說明：**
　雙腳打開與肩同寬，左手舉起，肩
　膀放鬆，手肘盡量伸直不彎曲，盡
　可能往上延伸，5個吸吐後換手。

$2/$弓箭步

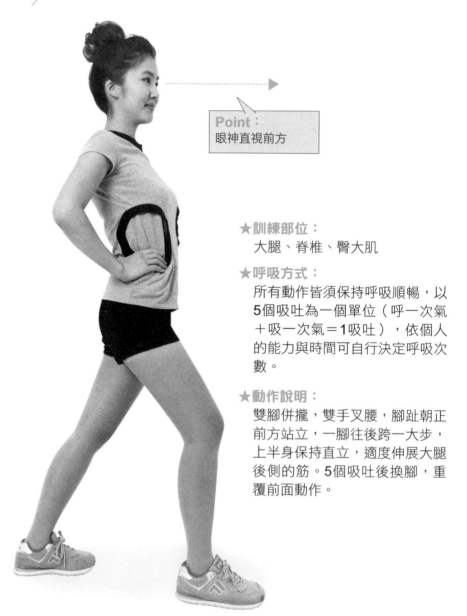

Point：
眼神直視前方

★訓練部位：
　大腿、脊椎、臀大肌

★呼吸方式：
　所有動作皆須保持呼吸順暢，以
　5個吸吐為一個單位（呼一次氣
　＋吸一次氣＝1吸吐），依個人
　的能力與時間可自行決定呼吸次
　數。

★動作說明：
　雙腳併攏，雙手叉腰，腳趾朝正
　前方站立，一腳往後跨一大步，
　上半身保持直立，適度伸展大腿
　後側的筋。5個吸吐後換腳，重
　覆前面動作。

3／貼地伏地挺身

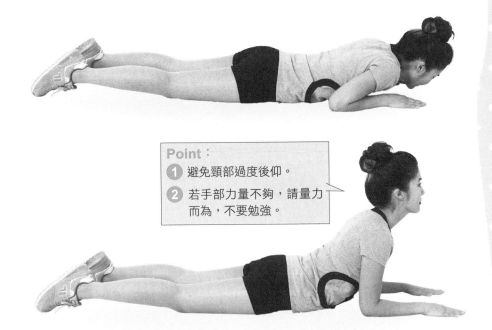

Point：
1 避免頸部過度後仰。
2 若手部力量不夠，請量力而為，不要勉強。

★訓練部位：
　　胸肌、脊椎、背部肌肉

★呼吸方式：
　　所有動作皆須保持呼吸順暢，以5個吸吐為一個單位（呼一次氣＋吸一次氣＝1吸吐），依個人的能力與時間可自行決定呼吸次數。

★動作說明：
1 趴在地上，手自然放在身體兩側，下巴內收，雙腳打開比臀部寬。
2 徐緩地將上半身撐起，頭部不要用力，5個吸吐後放下。

4 單腳側彎

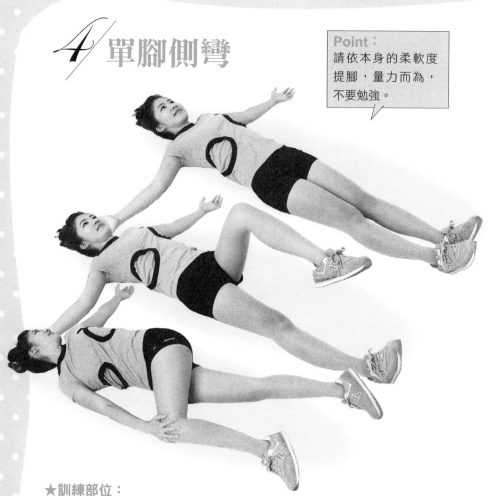

Point：
請依本身的柔軟度
提腳，量力而為，
不要勉強。

★訓練部位：
　　胸肌、脊椎、髖關節、大腿、肩關節

★呼吸方式：
　　所有動作皆須保持呼吸順暢，以5個吸吐為一個單位（呼一次氣＋吸一
　　次氣＝1吸吐），依個人的能力與時間可自行決定呼吸次數。

★動作說明：
　① 在地上躺平，雙腳併攏，兩手向旁延伸。
　② 提起左腳往右側移動。
　③ 頭轉向左方，用右手扶住左膝，延伸背部的肌肉。5個吸吐後換腳。

5/ 躺式全身伸展運動

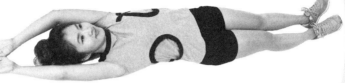

Point：
頭部放鬆不要用力。

★訓練部位：
胸肌、肩關節、背脊、踝關節

★呼吸方式：
所有動作皆須保持呼吸順暢，以5個吸吐為一個單位（呼一次氣＋吸一次氣＝1吸吐），依個人的能力與時間可自行決定呼吸次數。

★動作說明：
在地上躺平，雙腳併攏，雙手向上延伸，手肘打直盡量向上，兩手的大拇指盡量貼近，下半身腳踝則往下。

6/ 單腳抱膝

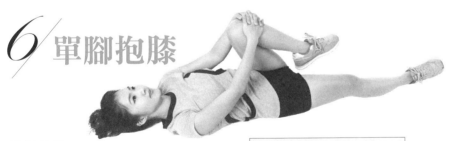

★訓練部位：
髖關節、大腿、膝關節

Point：
頭部放鬆躺下，不要用力。

★呼吸方式：
所有動作皆須保持呼吸順暢，以5個吸吐為一個單位（呼一次氣＋吸一次氣＝1吸吐），依個人的能力與時間可自行決定呼吸次數。

★動作說明：
在地上躺平，雙腳併攏，下巴向內縮，提起一腳由雙手抱住，另一隻腳伸直，5個吸吐後換腳。

閨蜜出動
會診耳鼻喉科
賴盈達醫師

更年期耳鳴、嗓音變粗怎麼辦？
醫界好閨蜜為妳出動！

　　許多女性進入更年期後，可能會因為有耳鳴、頭暈目眩的症狀感到苦惱。還有一些女性會因為嗓音的變化而驚慌，想説自己明明以前聲音又細又甜美，為什麼宛如天籟的聲音就這樣變調了？

　　別擔心！在蒐集多位面臨第二次青春期的女性提問後，我們決定帶著這些問題，出動到大學好友耳鼻喉科賴盈達醫師的診療室，和他喝咖啡聊是非……啊～不是！是認真詢問更年期耳鳴與嗓音問題，請他為各位解答大家最想知道的問題喔！

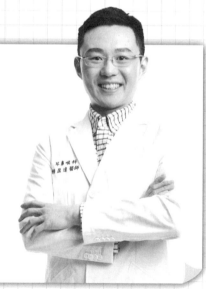

賴盈達醫師簡介

現任
- 賴耳鼻喉科診所主治醫師（台北、萬華區）
- 部立雙和醫院耳鼻喉科主治醫師

經歷
- 國泰綜合醫院耳鼻喉科主治醫師
- 97年度輔大醫學系票選最佳教學醫師

專長
- 聲帶疾病／音聲醫學：聲帶顯微瓣手術、喉顯微手術、聲帶注射
- 鼻過敏、鼻竇炎：鼻內視鏡手術
- 一般耳鼻喉疾病

更年期的女性為什麼容易有耳鳴的症狀？

廣義來說，耳鳴是一種耳朵的症狀，指的是耳朵在沒有外來聲音的刺激下，自己聽到一些聲音，如高頻率或低頻率的聲音。有些人會形容這些聲音像蟬叫、蜜蜂叫，或像蚊子在耳邊的聲音，甚至有些人會說有嗡嗡嗡、嘶嘶嘶的雜音，一般來說，耳朵有這些聲音就是耳鳴。

我們耳朵的構造有分為外耳、中耳跟內耳三大部分（如圖）。耳鳴主要和耳朵裡的內耳神經有關，我們內耳神經跟大腦神經相互連接，因此耳鳴與我們的情緒、壓力、睡眠與全身的反應都有關係。根據最新的研究，耳鳴並非單純只是神經的問題，有許多原因都可能造成耳鳴，例如發炎、病毒感染或腫瘤等等。

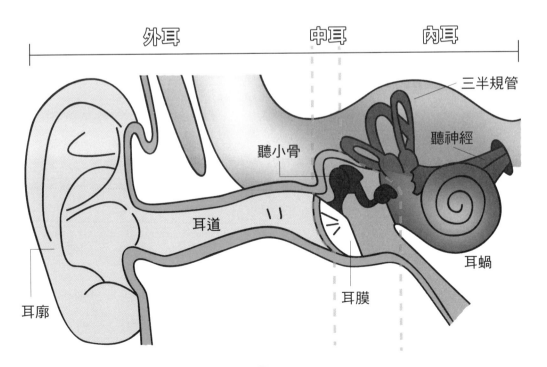

更年期婦女因為體內女性荷爾蒙產生變化，使得某些激素上升或下降，這些變化會直接或間接影響到內耳。

更年期的女性隨著荷爾蒙的變化，連帶影響到身體及聽覺神經。基本上這些荷爾蒙在全身都有受體，我們可以把受體想像成門鎖，荷爾蒙就像鑰匙，對的鑰匙就打得開鎖，當荷爾蒙與受體結合，就會產生生理反應。荷爾蒙量的多寡，也會連帶影響到身體的反應。

一般耳鳴和「情緒」與「睡眠」最有關係，剛好更年期婦女常常在這兩個方面有症狀，例如睡得不好，或是常感到緊張、焦慮。這些情緒上的壓力都會影響到我們的身體與神經，進而讓我們正常的耳朵神經出現問題，產生耳鳴的狀況。

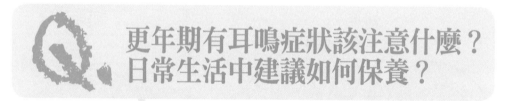

Q. 更年期有耳鳴症狀該注意什麼？日常生活中建議如何保養？

排除耳朵裡面長東西或是發炎等因素，一般更年期婦女可能會因失眠、情緒上的問題而耳鳴，所以我們要解決的重點就是盡量讓身體處於一個平衡的狀態。

【穩定情緒、一夜好眠的方法】

對於有耳鳴困擾的人，我建議從飲食與睡眠兩個方向著手，分別有以下幾項調整的方法：

❶ 作息方面：

　　生活作息要正常，盡量不要熬夜，讓自己有足夠的休息。因為每個人作息不一樣，基本上睡滿六到八小時都屬於正常的範圍。不過睡眠也未必睡得越久越好，睡眠品質比時間長短更重要。當睡眠品質好、外在壓力解除之後，耳鳴就會迎刃而解。

❷ 飲食方面：

　　因為我們耳朵神經非常敏感，所以要盡量避免咖啡因的食物，例如茶、咖啡、巧克力，這些富含咖啡因的食物會直接影響到我們的神經，讓我們耳鳴得更厲害。有些女性因為焦慮、緊張而失眠，但是隔天又要上班，為了提神只好選擇喝咖啡，反而形成一種惡性循環。

　　除了咖啡和茶之外，比較刺激性的食物也要避免，譬如辛辣的食物，以及太鹹的食物，因為辣跟鹹會影響到神經，建議飲食盡量清淡、均衡。如果要補充營養食品，我認為適量即可。

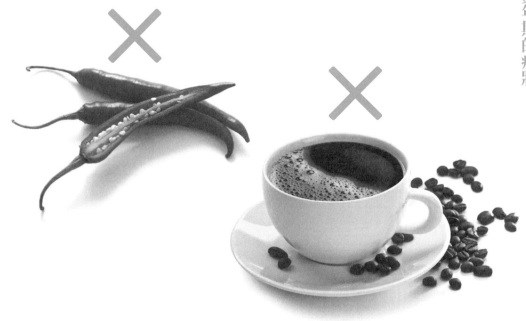

3 **運動方面：**

適量的運動有助於睡眠，建議可以做一些放鬆身心的運動，例如瑜珈，也可以選擇慢跑或游泳等有氧運動。

案例分享一：耳鳴

一位50歲的婦女，因耳鳴兩三年而到門診就診。醫師經過診察才發現，原來病人已經有更年期症狀數年，平常睡眠品質相當不好，嚴重影響心情跟作息。

- -

更年期的荷爾蒙變化，會造成睡眠品質下降，通常調整睡眠狀況就能改善耳鳴。很多人因睡眠不好，隔天又要上班，因而大量飲用茶或咖啡。這樣的狀況其實會造成惡性循環！茶與咖啡中的咖啡因會刺激內耳神經，使得耳鳴會更加劇烈。

這個病人因為有嚴重的更年期症狀，因而請她去看婦產科醫師，諮詢荷爾蒙替代療法。事實上，在某些案例中，服用低劑量的荷爾蒙就能一夜好眠，也能改善耳鳴眩暈狀況，而且半年內短期使用，比較不易有致癌風險。荷爾蒙替代療法有利有弊，每個人的身體狀況也各不相同，必須要諮詢專門的婦產科醫師才可以採用。

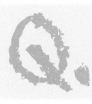

更年期的嗓音為什麼會變得比較低沉或沙啞？

更年期的嗓音可以分兩個方向來看：

① 聲帶萎縮：

　　嗓音的變化和聲帶本身的結構有關係，更年期一般都是在50歲左右開始，而我們聲帶和其他身體的器官一樣都會老化，當老化的時候，聲帶的組織會開始萎縮。

　　我們吸氣的時候，聲帶會打開呈V字型（如下圖），講話時則會閉合振動。正常飽滿的聲帶在講話時，就像兩扇門一樣關得很緊、很密合，聲帶會震動得非常漂亮。但是當聲帶萎縮的時候，因為無法密合，兩扇門中間會有縫隙，聲音聽起來就會比較沙啞。更年期的女性因年紀的關係，聲帶體積會慢慢減少，造成萎縮的現象。

【吸氣時，左右兩片聲帶往兩側打開，變成V字型】

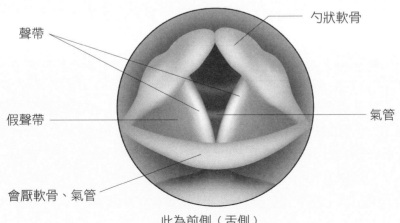

此為後側（背側）

聲帶

勺狀軟骨

假聲帶

氣管

會厭軟骨、氣管

此為前側（舌側）

【聲帶剖面示意圖】

發聲時，左右兩片聲帶往正中關緊閉合，產生振動

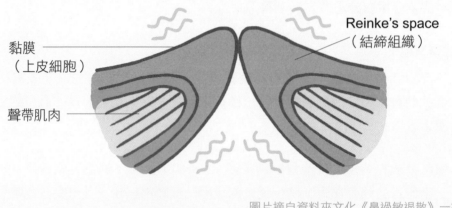

Reinke's space
（結締組織）

黏膜
（上皮細胞）

聲帶肌肉

圖片摘自資料夾文化《鼻過敏退散》一書

②女性荷爾蒙：

　　一般來說，女性聲音的音頻比男性較高，這和女性荷爾蒙有很大的關係。女性的荷爾蒙在更年期會有很大的變化，當進入更年期後，荷爾蒙開始減少，發出的聲音也就沒那麼細了，所以我們常聽到女性長輩的聲音比較低沉，就是這個原因。

　　因為荷爾蒙的關係，更年期的女性除了聲音變得沙啞，喉嚨也會變得很乾，甚至會一直覺得好像有痰或異物感。這樣的狀況建議可以從飲食跟水分的攝取改善，因為我們的聲帶要震動良好、要發出美妙的聲音，就必須要有很多的水分，所以水分補充很重要。有一些人因為緊張或長期睡不好，而有胃酸逆流的情形，也會間接影響到聲帶，造成嗓音的異常。

【男性更年期時，嗓音也會變！】

女性因為更年期荷爾蒙關係，聲音由細變得低沉，而男性則是聲音會變得比較細、比較高，這和荷爾蒙有關。我們可以將聲帶想像成小提琴的弦，小提琴的弦比較細長，聲音就會比較高，弦比較粗短，聲音就會比較低沉。男性荷爾蒙在聲帶上面也有受器，當男性更年期的時候，聲帶就會從粗短變成比較細長，所以仔細聽家中男性長輩的聲音，都會發現聲音較年輕時變得較高。

案例分享二：嗓音變化

一位50歲左右的婦女，自述有聲音沙啞與低沉症狀將近一年，同時伴隨喉嚨乾澀及異物感。她平時因工作需要，很常使用聲音，因此對這問題相當困擾。

在檢查及問診過後，醫師發現婦女應該是「更年期嗓音症候群」，這種症候群是因為更年期後，聲帶組織慢慢萎縮，而這些變化會導致聲音沙啞、粗糙、音調降低、喉嚨乾燥等問題。

這其實算是一種老化現象，但對職業聲音使用者而言，可能需考量必要時建議補充荷爾蒙，以改善聲音症狀或延緩惡化。荷爾蒙的補充需要諮詢專門的婦產科醫師。在本案例中，病人服用了一個月的荷爾蒙則有顯著改善。

　　鼻子到肺部之間如果有任何地方阻塞，就會產生呼吸中止症。從口腔和舌頭的構造來看，如下圖，如果口咽部區域越小就越容易阻塞。通常肥胖、扁桃腺很大、舌頭很肥大，或是懸雍垂太長都會影響到口咽部的空間。更年期婦女口乾舌燥，連帶鼻子黏膜也比較乾燥，且軟組織會比較鬆弛，就容易呼吸中止。

　　一般治療呼吸睡眠中止，我都會請病人先做減重，因為如果體重沒控制，口咽部軟組織仍有脂肪堆積，空間自然還是會較窄。所以我建議身體質量指數（BMI）控制在20～22之間比較好。如果脂肪堆積過多，體重沒有控管好，手術也無法達成理想效果。

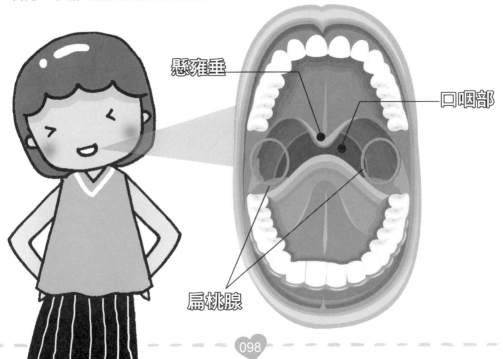

懸雍垂

口咽部

扁桃腺

案例分享三：呼吸中止

一位53歲婦女，因有快兩年的嚴重打呼前來就診。家人提及，她在睡眠當中有時會有呼吸中止的現象，而此狀況這半年來越來越嚴重。病人則自述，她因為有更年期症狀，近半年來的睡眠品質每況愈下。

睡眠呼吸中止症與更年期症狀有密切關係！

所謂的睡眠呼吸中止症，即是在呼吸道任何部位有阻塞情形，則有可能產生。在耳鼻喉科的領域，就解剖結構來看，睡眠時上呼吸道各部位之狹窄，包括鼻腔、側咽壁、扁桃腺、軟顎懸雍垂、舌根、會厭等，都有可能導致。

女性荷爾蒙對於睡眠當中的上呼吸道張力之維持有保護之效果，可避免上呼吸道塌陷，女性一旦停經之後，缺少了女性荷爾蒙保護，也就較容易有睡眠呼吸中止症。另外，更年期的荷爾蒙變化，則有可能造成身體新陳代謝下降，因而影響體重，而體重與睡眠呼吸中止症則有強烈相關。

在本案例中，病人的身高160公分，體重卻高達70公斤，身體質量指數（BMI）高於正常值甚多，加上她本身有嚴重的鼻過敏。因此建議減重，配合鼻部手術，終於成功控制惱人的睡眠呼吸中止症。

3 閨蜜出動
會診新陳代謝科
陳佩綺醫師

更年期代謝下降怎麼辦？
醫界好閨蜜為妳出動！

　　許多女性進入更年期後，因為代謝力下降，最擔心的就是肥胖問題。在診間，我們常碰到更年期婦女說：「我年輕時怎麼吃都不會胖，不需特別忌口，為什麼現在變得那麼容易胖？我半年已經胖三公斤了！」

　　為什麼更年期容易變胖呢？要如何健康維持理想體重呢？飲食和運動又該如何著手呢？莫急莫慌莫害怕～快跟著我們一起會診新陳代謝科的陳醫師（她是我們的多年同學兼深度密友Peggy），一起為妳解答關於更年期的代謝問題吧！

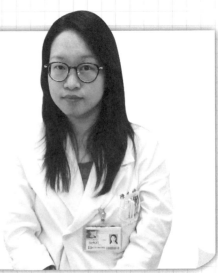

陳佩綺醫師簡介

現任 • 新光醫院內分泌糖尿病科主治醫師

經歷 • 新光醫院內分泌糖尿病科臨床研究員
　　　• 新光醫院內科住院醫師、總醫師

主治專長 • 糖尿病　• 甲狀腺疾病
　　　　　• 其他內分泌疾病　• 肥胖症

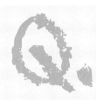

更年期的女性為什麼比較容易發胖？

　　姑且不論每個人的飲食、運動和生活作息是否正常，隨著年齡漸長，大部分人的基礎代謝率都會下降，只是女性在50歲前後因更年期的關係，會產生比較大的變化，如果沒有特別留意的話，女性在失去荷爾蒙的保護之後，就可能會比較明顯地變胖。

　　根據許多研究顯示，女性在停經之後，確實會因為代謝下降導致肥胖的發生率上升。所以我們可以說更年期是女性發胖另一個高峰期，婦女的卵巢功能因停經而衰退，使得體內女性荷爾蒙和雌激素的功能下降，基礎代謝率也開始變慢。

【女性荷爾蒙分泌量圖】

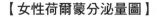

幼兒期　　　生育年齡期

思春期　　　　　　更年期　　　　停經期

0歲　10歲　20歲　30歲　40歲　50歲　60歲　70歲　80歲

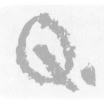

更年期女性的減重方式

更年期女性減重和一般年輕人要做體重控制其實是一樣的原則，並無太大差異，只是除了飲食控制，更要著重在運動的部分，才能提升身體的基礎代謝率。另外，如果有一些婦女在骨骼關節這方面比較脆弱，要選擇適合自己的運動，並注意關節的保護與保養。

【運動的注意事項】

更年期的婦女可以做的運動和我們建議一般年輕人的類型差不多，只是因年紀較長，需要特別留意骨骼的保護。以下是運動時需特別注意的幾點事項：

① 穿著寬鬆、舒適的衣服。

② 適量補充水分。

③ 血壓較不穩定的人應注意運動類型的選擇，避免從事比較激烈的運動。

④ 注意天氣的轉變，冬天溫度較低時，應注意保暖；高溫炎熱時，要小心中暑。

⑤ 如果要跑步，一定注意膝關節的保護。

⑥ 循序漸進，可以先從短時間的運動開始，讓身體慢慢適應，再逐漸增加時間與運動量。

⑦ 運動前最好先做熱身，避免抽筋、扭傷等運動傷害。

⑧ 運動後可以做一些緩和運動，例如慢走、伸展等等。

❾ 應該讓運動成為生活的休閒樂趣而不是壓力，平時也可以找幾個同伴一起運動喔！

【運動的選擇】

　　想要改善新陳代謝或減少更年期脂肪堆積的女性，可以選擇有氧性的運動，例如跑步、快走、騎腳踏車、游泳（不會游泳亦可採水中步行）等等，這些有氧性的運動都可以消耗熱量並燃燒脂肪。除了做有氧運動外，也必須要提高全身的基礎代謝率，因此建議可以做一些訓練大肌肉的運動。比起跑步，我們更推薦「跑走」運動。接下來，讓我們一起看看「跑走」運動是什麼，並學習更年期階段的女性如何正確跑走吧！

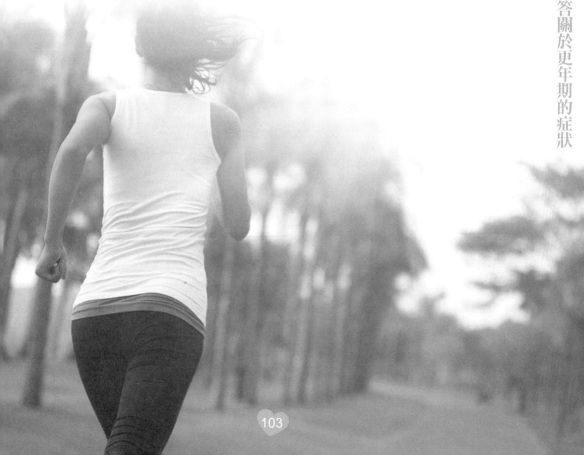

什麼是「跑走運動」？

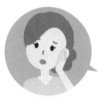 ## 先來介紹「運動」的定義：

對人體來講，只要有在動，就會產生一定的熱量效果，所以不管是跑步也好、走路也好，都一定有消耗能量的作用。

・「跑」的定義：

當人體以時速6公里以上在前進的過程當中，會有兩腳離地的狀況。

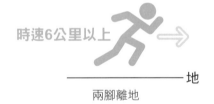

時速6公里以上

————————地
兩腳離地

・「走」的定義：

當人體以時速6公里以下在前進的過程當中，隨時會有一腳保持踩地的狀況。

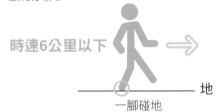

時速6公里以下

————————地
一腳碰地

・「跑走」的定義：

簡單來說，它就是跑步的一種。不過它混合了「一腳踩地的走」跟「兩腳同時離地的跑」，在慢跑跑到肌肉疲勞前，改為快走進行，走一會兒再恢復為跑步，以「慢跑、快走、慢跑、快走……」輪流交替進行，而且它的速度通常不會太快。

> 「慢跑＋快走」＝「跑走運動」

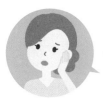

我沒有運動習慣也能上手嗎？

對沒有跑步習慣的人來説，跑步有兩點需要克服，第一是體力不足，擔心跑到筋疲力盡、喘不過氣；第二是怕膝蓋關節磨損，造成運動傷害。別擔心，試試看「跑走運動」一次解決兩種擔憂，各個年齡都適合！

更年期女性
也能「跑走」嗎？

在更年期開始荷爾蒙減少的時候，除了要注意避免跌倒，也要避免體適能迅速地往下走，女性應該趁這時的骨質還不是很差，盡量維持住體適能，這就是更年期女性運動最重要的原則。

另外，荷爾蒙其實也是人類應付壓力的一個方式，是我們使脂肪燃燒最快的方式。在處理壓力時，人體會開始分泌荷爾蒙，脂肪自然就燃燒掉。當荷爾蒙減少表示應付壓力的能力往下降，相對反映在身體上，女性更年期之後會慢慢變胖。這裡的荷爾蒙並不僅僅指女性荷爾蒙，而是説所有的荷爾蒙。因此女性在更年期的時候一定要維持適當的運動，雖然不能避免女性荷爾蒙的下降，但維持運動可以讓其他荷爾蒙的下降速度不要那麼快，也能慢慢訓練肌力，減緩增胖的速度。

大家都知道，胖起來之後，每單位肌肉所要負擔的體重就增加了，使身體更容易疲勞、不願活動，導致肌肉更少，形成一個惡性循環。所以女性持續運動不盡然只是燃脂，也是維持身體活動機能的重要步驟，可以避免因荷爾蒙改變後所引起的高骨折危險性，或是因女性荷爾蒙減少導致心血管疾病的風險增加。

跑走運動除了可以有效地燃燒脂肪，還可以加速身體的新陳代謝，把一些沒有用的廢物代謝出去，不僅維持體態輕盈，身心也能更舒暢。

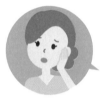 # 膝蓋不好也能做跑走運動嗎？

常常有病人會問「我的膝蓋不好，我也可以做跑走運動嗎？會不會導致我的膝蓋使用過度？」其實，我強烈建議膝蓋不好的人多做跑走運動，只是一定要注意拿捏好適當的運動強度與時間。

【膝關節】

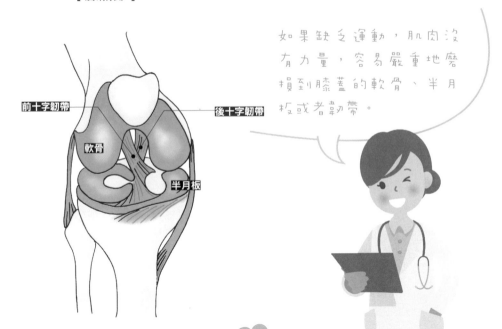

如果缺乏運動，肌肉沒有力量，容易嚴重地磨損到膝蓋的軟骨、半月板或者韌帶。

前十字韌帶

後十字韌帶

軟骨

半月板

膝蓋是人體上最大的關節，從外往內看的話，有肌肉、軟骨、韌帶和半月板，軟骨的下面還有骨頭。我們在活動的時候，除了會磨損軟骨之外，有部分的力量可以由肌肉來承擔，因此只要肌肉有力量的話，軟骨的磨損程度就可以下降。

所以，適當的運動是很重要的，拿捏好正確的運動強度與時間，將肌肉訓練得有力，便不用擔心造成軟骨過度磨損。更不能因為擔心退化性關節炎或運動傷害，就從此不運動，因為若缺乏運動，肌肉就沒有力量，反而會導致軟骨、半月板或者韌帶磨損得更厲害！

當然，這裡建議膝蓋不好的人「不能不運動」，並非表示要他們仿效其他人的運動方式照單全收。事實上，不同的人運動方式本來就該各有不同，甚至連容易受傷的部位也不同。舉例來說，膝關節裡面的髕股骨關節在走路時的負擔最重，一般走路時膝蓋承受的重量大概是身體的1～2倍，而髕股骨關節承受的重量則可以高到身體的2～3倍，因此總是走個不停的人就容易傷到髕股骨關節。

而長跑選手最容易受傷的則是髕骨關節，它也是膝關節的一部分。在跑步時，髕骨關節瞬間承受的力量可以上升到5～7倍，甚至在一些極端的情況下高至10倍，也難怪那麼容易受傷了。一般運動選手都如此，更何況是進入第二次青春期的我們呢？

每個人都必須依自己的狀況調整運動方式、時間與強度。由於跑步原則上會雙膝離地，所以膝蓋不好的人建議以走路為主，跑步的部分可以少一些。別忘了，必須根據自己的情況量力而為，並不需要去跟別人比較。如果目前只能走時速3公里，那就走時速3公里沒關係，因為到了明年說不定就能走時速4公里了！

跑走前：必做暖身操！

開車前，必須先「暖車」才能上路，不但讓引擎的溫度升高，也讓引擎裡面的油料可以充斥車體各個開動所需要的地方，利用油料的潤滑度使車子運作更順利。人體也有異曲同工之妙，需要「暖身」才能開始活動。暖身能促進人體血液循環，不僅增加肌肉裡的血流量及攝氧量，使肌肉變得柔軟、容易活動，也增加了神經的傳導與反應性，就像讓四肢充滿了油料，為了即將發生的劇烈運動做足準備。

暖身還有一個作用，就是讓身體的「核心溫度」升高，如同暖車能讓車子引擎的溫度升高一樣。身體的「核心溫度」指的是人體從脖子以下到上半身（不包含手臂）一帶的溫度。久坐不動時，這個範圍的溫度通常較低，身體也容易僵硬，運動時四肢就容易感到伸展不開、怎麼動都卡卡的，也較容易受傷，因此才要做暖身運動提高「核心溫度」。做了暖身運動後，想必能夠漸漸感受到四肢不再僵硬、活動起來越來越順暢，身體也微微開始出汗，此時就表示你的身體核心溫度已經增加約1到2度了，達到了暖身的效果，也就可以正式開始運動了！經過了暖身的你，運動的表現將會更好，而發生運動傷害的機率也變低了。

核心溫度

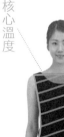

暖身很重要的作用就是讓身體的「核心溫度」上升大約1～2度，你能漸漸感受到四肢不再僵硬、活動起來越來越順暢，就可以正式開始運動了。

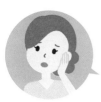

跑走前的暖身操，
有什麼特別的地方？

基本上跑走運動比較偏向下半身，會大量地使用到下肢的屈肌，所以熱身運動才要特別強調下肢的屈肌以及足底筋膜的活動。相反地，如果現在不是要跑走而是要作全身性的運動，如籃球、足球、游泳等，則會更強調上肢的熱身動作。什麼是屈肌呢？「下肢的屈肌」又包含哪些肌肉？原來，屈肌就是能讓我們身體彎曲起來的肌肉，例如收縮腹肌可使上身向前屈，那麼腹肌就是上身的屈肌。而股二頭肌和股內收肌群可使雙腳活動，它們就是跑走運動時會使用到的下肢屈肌。

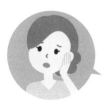

暖身操大概要做多久？

暖身所需的時間一般來講有幾個因素要考量。第一個就是運動者的年齡，越是上了年紀的身體通常就越僵硬，而暖身操當然也要做得越久，使身體放鬆的緩和操也是一樣。另外也要考慮到當時的溫度和天氣狀況，譬如說溫度越高、天氣越熱，身體很快就能夠熱起來，暖身操當然可以做得短一些；若氣溫越低，肌肉相對更容易緊繃僵硬，就需要拉長暖身的時間。

我們身在熱帶國家的人可能很難想像，冰天雪地的北歐國家人民有時甚至無法靠著自己做操達到暖身效果呢！他們必須要透過洗熱水澡或是三溫暖等方法使身體溫度迅速提高，再進行基本的暖身操，之後才可以放心去運動。這種需要靠外在環境幫忙提升溫度的暖身，我們稱之為「被動式暖身」。總之，暖身操的時間長度要看運動者本身的體質還有當時的天氣環境而決定，例如一般人在夏天只需要5～10分鐘的熱身時間便足夠，若是在冬天則需要多出2到3倍以上的時間。

暖身操 ▶ 臀大肌
動作1

臀大肌是臀部肌群中最淺層的肌肉，也是最大、最厚的肌肉，除了臀中肌後側1/3以外，臀大肌覆蓋了其他臀部肌群，並且在坐骨粗隆（也就是臀部的兩塊骨頭）上方形成了一層保護墊。臀大肌的主要動作是負責大腿的伸展及外旋，並具有穩定大腿及膝關節的作用。像是由坐姿起立時、彎腰挺直時、上樓梯、跑步都會使用到臀大肌。臀大肌可以說是跑走運動中最重要的肌肉，除了負責伸屈髖關節的動作之外，還能協助腳著地時的穩定及緩衝，因此良好的臀部肌肉力量可以降低腰部及膝關節傷痛的發生機率。

臀大肌

注意事項：

❶ 身體保持平衡，維持直立。

❷ 抬起膝蓋時，膝蓋盡可能貼近胸部，穩定重心，上半身不能往前傾倒。

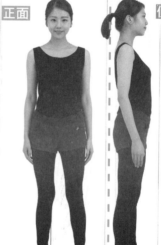

正面　　　側面

1.站立姿勢

雙腳微微張開，與肩膀同寬；雙手自然垂放，兩眼直視前方。

Point：
抬頭挺胸，縮小腹，才是正確的站姿

2. 左腳抬起

往前走三步，左膝向上抬起，雙手抱住膝蓋，停留2～3秒。

3. 換邊姿勢Check！

往前走三步，右膝向上抬起，雙手抱住膝蓋，停留2～3秒。

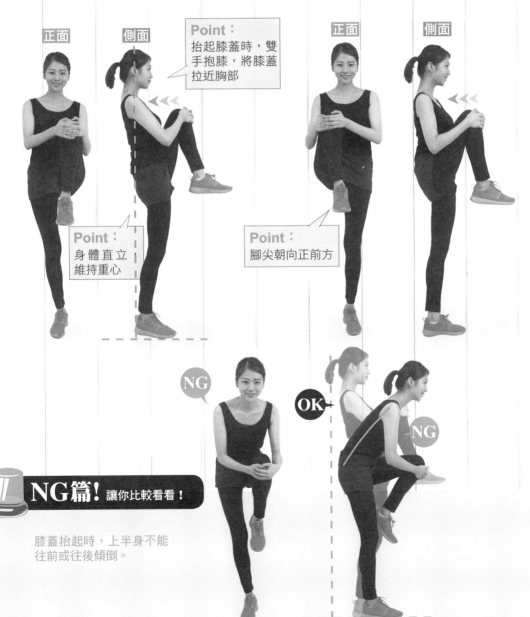

正面　側面

Point：
抬起膝蓋時，雙手抱膝，將膝蓋拉近胸部

Point：
身體直立維持重心

正面　側面

Point：
腳尖朝向正前方

NG

NG篇！ 讓你比較看看！

膝蓋抬起時，上半身不能往前或往後傾倒。

OK

NG

動作1 臀大肌 連續動作

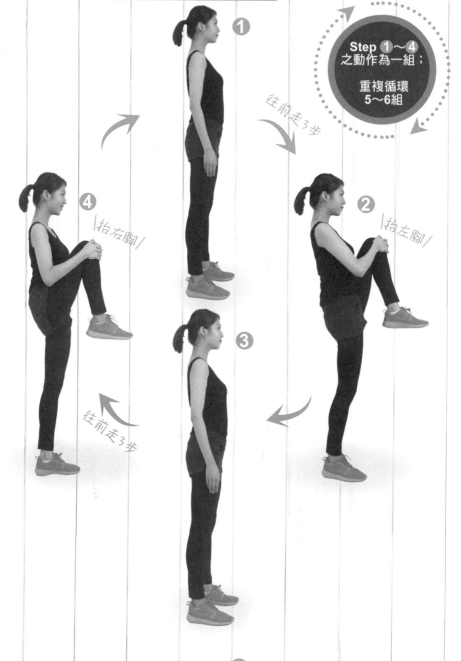

1

往前走3步

Step 1～4
之動作為一組；

重複循環
5～6組

4 |抬右腳|

2 |抬左腳|

3

往前走3步

4. 「跑走前必做暖身操」就這麼做！

暖身操 ▶ 動作2 股四頭肌

股四頭肌是大腿前側的主要肌群，也是人體當中最有力的肌肉。股四頭肌是由股直肌、股中間肌、股外側肌、股內側肌所組成。主要的動作是負責伸直膝關節、幫助膝關節適當承受重量，並緩衝腳落地時的撞擊力。像是蹲姿站立時、上樓梯、爬山、跑步、抬腿時都會使用到股四頭肌。其中的股直肌橫越過2個關節，不僅能伸展小腿還能協助屈曲大腿及穩定髖關節。良好的股四頭肌力量能穩定膝關節、減輕膝關節負擔，避免髕骨軟骨軟化及膝關節退化等問題。

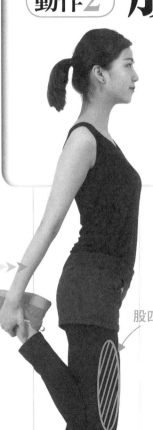

注意事項：

❶ 身體保持平衡，維持直立。

❷ 腳向後抬起時，膝蓋正對地面，腳後跟貼近臀部，穩住重心，上半身不要向前或左右傾倒。

股四頭肌

正面　側面

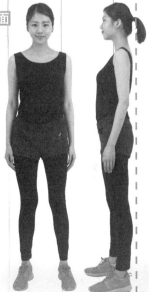

1. 站立姿勢

雙腳微微張開，與肩膀同寬；雙手自然垂放，兩眼直視前方。

> Point：
> 抬頭挺胸，縮小腹，才是正確的站姿

2.左腳後抬起

往前走3步，左膝向後抬起，左手握住腳背，停留2～3秒。

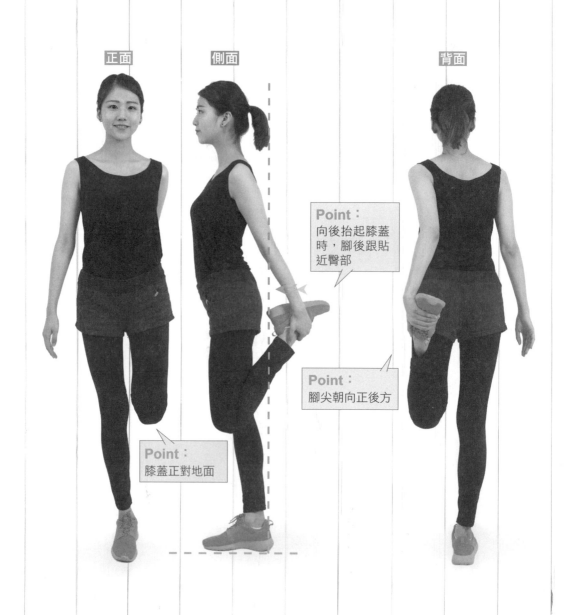

正面　　　側面　　　　　　　　　　　　背面

Point：
向後抬起膝蓋時，腳後跟貼近臀部

Point：
腳尖朝向正後方

Point：
膝蓋正對地面

3. 換邊姿勢Check！

往前走3步，右腳向後抬起，右
手握住腳背，停留2～3秒。

正面

側面

背面

Point：
向後抬起的那隻
腳，大腿和小腿盡
量貼合成一直線

NG-1

NG篇！ 讓你比較看看！

左腳應該向後抬起，使
得膝蓋正對地面，不應
該朝向前方

背面

NG2

NG3

左手扶腳時，不能把腳往外
拉，會使得左膝遠離右膝，左
腳腳尖朝外

左手扶腳時，不能
把腳往內拉，會使
得左膝遠離右膝，
左腳緊貼臀部

暖身操▶
動作2 股四頭肌 連續動作

Step ①~④
之動作為一組；

重複循環
5~6組

❶

往前走3步

勾左腳

❷

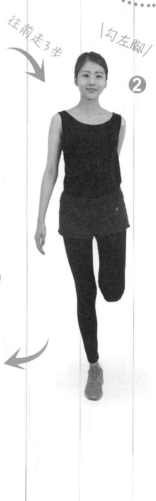

勾右腳

❹

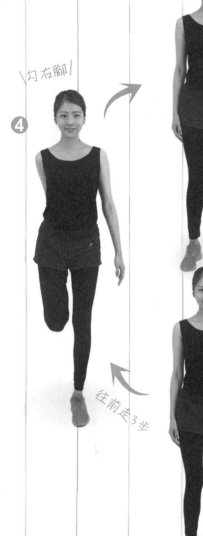

❸

往前走3步

4.「跑走前必做暖身操」就這麼做！

暖身操▶ 動作3 股二頭肌

股二頭肌位於大腿後側，有長頭及短頭。主要負責的動作是屈曲膝關節，以及當膝關節彎曲時外旋小腿。在跑走運動中，當腳在空中擺盪的後期、大腿減速時，就會需要股二頭肌的作用。股二頭肌是人體最常拉傷的肌肉，常發生於跑步運動或其他需要快速奔跑的運動，例如：足球、籃球、棒球……等。適當維持良好的股二頭肌力量及柔軟度，是避免拉傷的最佳策略。

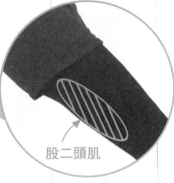

股二頭肌

注意事項：

❶ 伸展腳需伸直，腳跟著地、腳尖朝上，另一隻腳微彎。

❷ 伸展時，穩定重心位置，身體需朝向伸展側前方。

Q:當右腳微彎，身體往下蹲時，應該蹲多低才會產生效果呢？

A：其實這是取決於你身體的柔軟度，柔軟度夠好的話就可以蹲比較低；如果不好，微蹲一些就立刻會感覺到大腿後側的肌肉緊繃。

1. 站立姿勢

雙腳微微張開，與肩膀同寬；雙手自然垂放，兩眼直視前方。

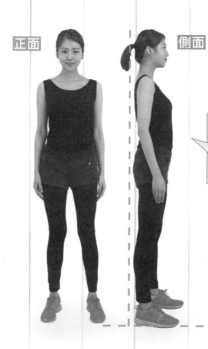

正面　　側面

> **Point：**
> 抬頭挺胸，縮小腹，才是正確的站姿

2. 伸展左腳

往前走3步，左腳向前伸直，右腳微彎，身體像是往後坐，重心放在兩腳中間，身體面向左前方，雙手放在右腳大腿上，停留2～3秒。

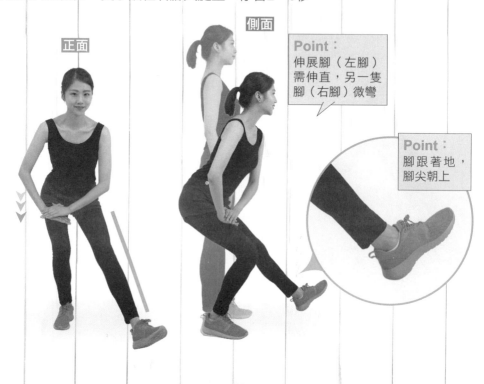

正面　　側面

> **Point：**
> 伸展腳（左腳）需伸直，另一隻腳（右腳）微彎

> **Point：**
> 腳跟著地，腳尖朝上

3.伸展右腳

往前走3步，右腳向右前方伸直，左腳微彎，身體像是往後坐，重心放在兩腳之間，身體面向右前方，雙手放在左腳大腿上，停留2～3秒。

正面 **側面**

Point：
腳跟著地，
腳尖朝上

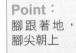

NG篇！ 讓你比較看看！

NG-1

NG-2

伸展腳（右腳）
沒有伸直。

當伸展腳（左腳）向前伸直時，如果身體沒有往後坐，這是錯誤的。

動作3 股二頭肌 連續動作

Step ❶～❹
之動作為一組；

重複循環
5～6組

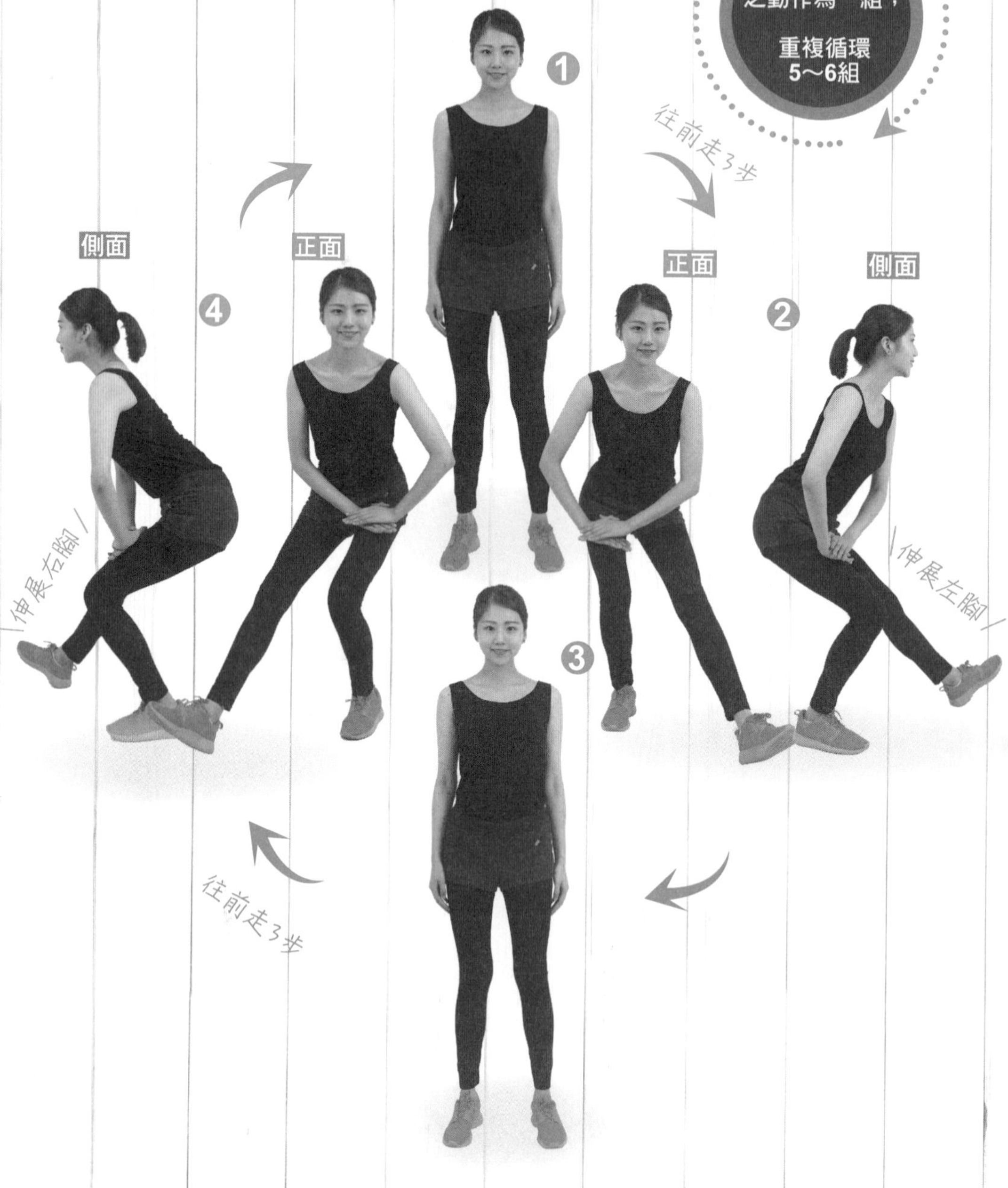

往前走3步

❶

側面　❹　正面

❷

正面　　　側面

伸展右腳

伸展左腳

❸

往前走3步

4. 「跑走前必做暖身操」就這麼做！

暖身操▶
動作4
內收肌

內收肌群位於大腿內側，包括內收長肌、內收短肌、內收大肌，主要負責大腿內收的動作，並協助大腿做屈曲及伸展的動作。像是在站立時維持身體平衡、跑步、游泳、或用足內側踢球時都會使用到。內收肌群在許多動作中都相當重要，因此常容易會有過度緊繃的情形，必須透過伸展來增加柔軟度、避免拉傷。

注意事項：

❶ 雙手放在膝蓋內側，雙手伸直將膝蓋往外撐開。

❷ 往外撐開膝蓋時，身體重心往下（越低越好）。

內收肌　　內收肌

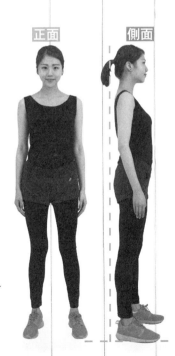

正面　　側面

1.站立姿勢

雙腳微微張開，與肩膀同寬；雙手自然垂放，兩眼直視前方。

Point：
抬頭挺胸，縮小腹，才是正確的站姿

2.身體面向左邊

往前走兩步，右腳再踏至左腳前面，雙腳張開，身體轉向左邊。

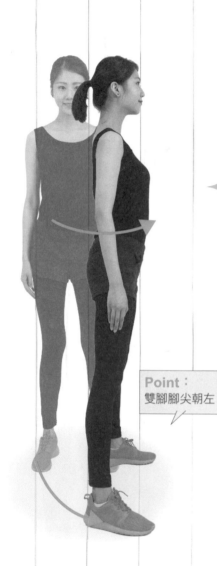

Point：
雙腳腳尖朝左

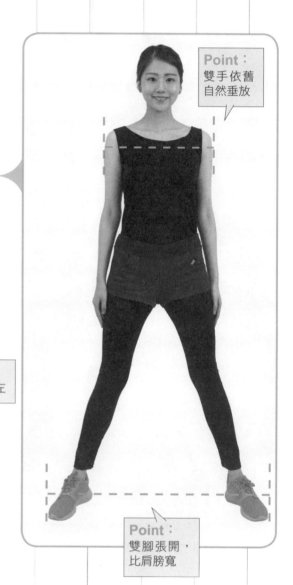

Point：
雙手依舊
自然垂放

Point：
雙腳張開，
比肩膀寬

3. 半蹲

半蹲時，雙手手掌放在膝蓋內側，雙手伸直將膝蓋往外撐開，停留2～3秒。

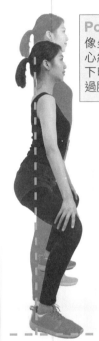

Point：
像坐下一樣，移動重心維持身體平衡。蹲下時，膝蓋不可以超過腳尖。

Point：
雙手伸直，將膝蓋往外撐開

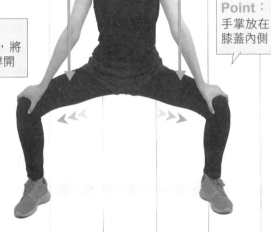

Point：
手掌放在膝蓋內側

NG篇！讓你比較看看！

NG-1
身體沒有垂直往下坐，只有上半身往前傾，這是錯誤的。

NG-2
因為手肘彎曲，上半身太過往前傾，這是錯誤的。

雙手應該放在膝蓋內側，由內往外撐開，不能放膝蓋上。

NG-3

動作4 內收肌 連續動作

【左邊】

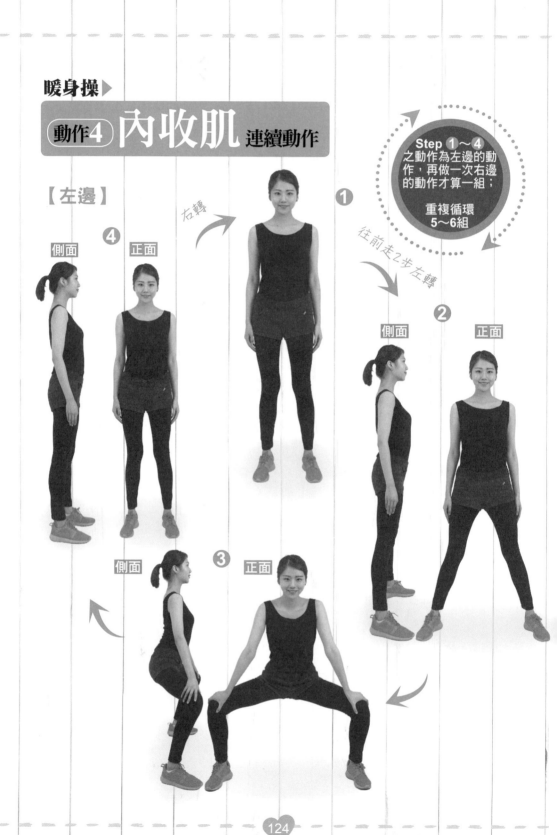

Step ①～④
之動作為左邊的動
作，再做一次右邊
的動作才算一組；

重複循環
5～6組

左轉

往前走2步左轉

④ 側面　正面

①

② 側面　正面

③ 側面　正面

4.「跑走前必做暖身操」就這麼做！

暖身操▶ 動作5 腓腸肌

腓腸肌位於小腿後側，是形成小腿肚的淺層肌肉。主要負責踝關節的蹠屈（也就是腳跟離地的動作），同時也有協助膝關節屈曲的功能。由於腓腸肌的肌纖維走向大多是垂直的方向，所以在跑步或跳躍時，能夠產生快速的動作。腓腸肌是最常發生抽筋的肌肉，因此在熱身及緩和操時，都必須確實的伸展，以避免抽筋或拉傷的發生。

注意事項：

❶ 向前踩踏時，雙腳的腳尖朝向正前方。

❷ 前腳彎曲時，後腳要伸直，雙腳的腳跟皆不離地；穩定重心，維持身體平衡。

腓腸肌

正面　側面

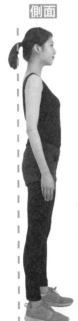

1.站立姿勢

雙腳微微張開，與肩膀同寬；雙手自然垂放，兩眼直視前方。

Point：
抬頭挺胸，縮小腹，才是正確的站姿

2. 右腳向前一大步

往前走3步，右腳向前踏出一大步。

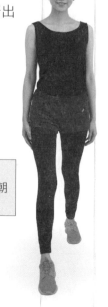
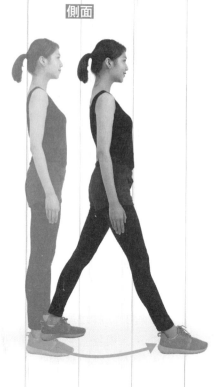

Point：
雙腳腳尖朝
向正前方

3. 右腳彎曲

右腳彎曲後，左腳保持伸直，停留2～3秒。

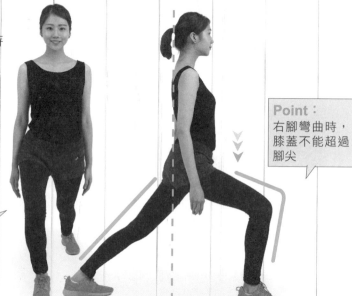

Point：
右腳彎曲時，
膝蓋不能超過
腳尖

Point：
雙腳腳跟不離
地，維持身體
重心

4. 換邊姿勢Check！

往前走3步，左腳向前踏一步，左腳彎曲，右腳伸直，停留2～3秒。

正面

側面

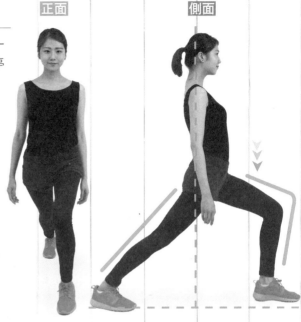

Point：
雙腳腳跟不離地，維持身體重心

NG篇！ 讓你比較看看！

右腳彎曲時，上半身不能往前傾。

前腳（右腳）彎曲時，膝蓋不能超過前腳腳尖，後腳（左腳）的腳跟也不應該離地。

正面 NG-1

OK

側面 NG-1

NG-2

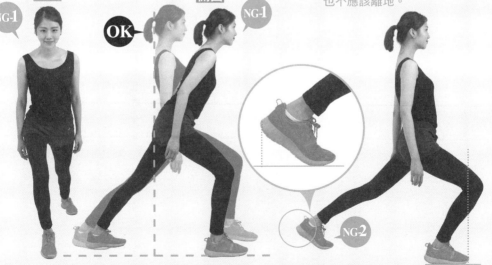

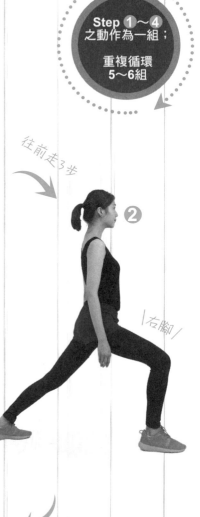

暖身操▶

動作5 腓腸肌 連續動作

Step ①～④
之動作為一組；

重複循環
5～6組

①

往前走3步

②

右腳

③

左腳

④

往前走3步

128

跑走時：正確姿勢很重要！

1. 我會跑步也會走路，為什麼還需要矯正？

雖然走路和跑步都是一般人最基本的行動能力，不過隨著生活環境、生活習慣的改變，像是書包太重，或是高跟鞋太高等等的因素，慢慢影響了我們的姿勢。其實我們常常擺出一些錯誤的姿勢也不自知、不自覺，容易造成一些嚴重的運動傷害，例如下背痛等的疾病問題。

2.「慢跑」、「快走」的正確姿勢教學！

我們在跑步或快走運動時有幾個要點，首先，上半身必須保持向上的姿勢，記得抬頭挺胸，不要彎腰駝背，頭部面向前方，視線向前、向遠處看，不要做一些很奇怪的姿勢，譬如有人喜歡脖子彎彎的，或是往下看。

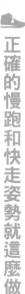

正確的慢跑和快走姿勢就這麼做！

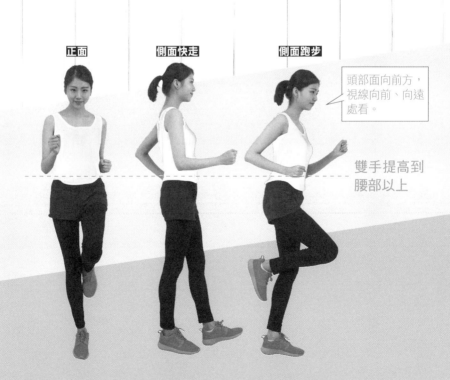

正面　　側面快走　　側面跑步

頭部面向前方，視線向前、向遠處看。

雙手提高到腰部以上

另外，上肢（手臂、前臂）必須要透過肩膀的活動來帶動，雙手必須提高到腰部以上，手掌放輕鬆，靠著肩膀前後來回擺動，不要橫移、左右晃動。上半身維持直立，讓身體的重心微微往前，去帶動四肢擺動。特別注意腳部是必須用腳掌踩地，而非腳跟。

至於步伐大小的話，其實自然地大步踩出去最剛好。一般來講男生跟女生的步伐大小不太一樣，男生大部分是1公尺～1.1公尺，女生大部分是80～90公分。不過每個人會因為身高的不同，步伐大小也會不一樣，譬如身高190公分的步伐會比身高170公分的大。

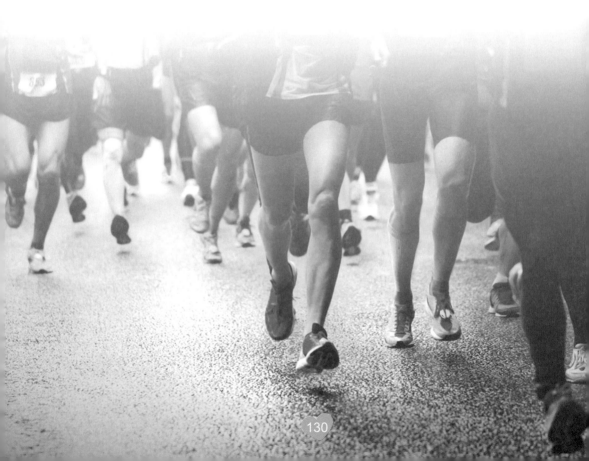

跑走後：必做緩和操！

跑走運動很慢了，為何還需要緩和？其實不只是跑走運動要做緩和運動，所有運動都需要做緩和運動，那緩和運動它有什麼作用呢？

第一，它可以讓我們處於繃緊狀態的肌肉迅速地達到放鬆。

第二，讓血液循環還有神經系統從很激動的狀態，迅速恢復到比較正常的狀態。

第三，個目的就是避免未來出現長期性的攣縮狀態，尤其是對於大肌肉裡面的屈肌。

因為屈肌是能使肢體和其他部位彎曲的肌肉，而這些讓身體彎曲的肌肉一般都比較大、比較有力，在運動以後特別容易維持緊繃的狀態。如果長期以來維持這樣的狀態，在肌肉跟骨頭的附著點上面常常會發生慢性發炎，發炎久了甚至會產生鈣化，進而發生不可逆的情況。

許多人運動前都會記得做暖身運動，但卻常常忽略緩和運動。良好的緩和運動可以讓身體從運動中復原，因此我們不論做任何運動，都需要把緩和操納入運動流程中，讓身體能夠在運動後充分復原。

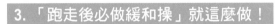

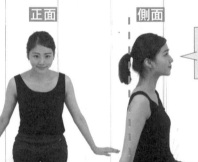

緩和操▶ 動作1 臀大肌

臀大肌是臀部肌群中最淺層的肌肉，也是最大、最厚的肌肉，除了臀中肌後側1/3以外，臀大肌覆蓋了其他臀部肌群，並且在坐骨粗隆（也就是臀部的兩塊骨頭）上方形成了一層保護墊。臀大肌的主要動作是負責大腿的伸展及外旋，並具有穩定大腿及膝關節的作用。像是由坐姿起立時、彎腰挺直時、上樓梯、跑步都會使用到臀大肌。臀大肌可以說是跑走運動中最重要的肌肉，除了負責伸屈髖關節的動作之外，還能協助腳著地時的穩定及緩衝，因此良好的臀部肌肉力量可以降低腰部及膝關節傷痛的發生機率。

臀大肌

注意事項：
記得是手肘外側放在膝蓋外側，手往反方向出力、往後壓。

正面　　側面

1.坐姿

坐在地板上，雙腳伸直併攏，雙手放在身體兩側，輕碰地板，兩眼直視前方。

Point：
抬頭挺胸，不要往後躺

Point：
雙腳腳尖朝上

2.右腳屈膝

抬起右腿並屈膝，交叉放於左腿膝蓋的外側位置。

正面

Point：
右腳要靠在左腿膝蓋的外側

側面

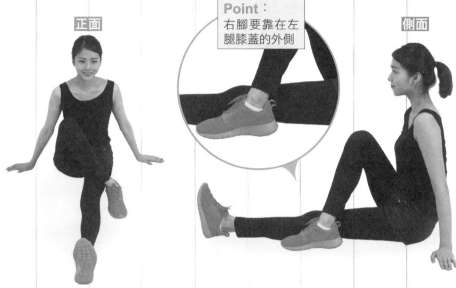

3.左手肘放在右膝外側，往後壓

將左手肘的外側放在右腿膝蓋外側，往反方向壓，身體旋轉，停留約30秒。

正面

側面

Point：
右手手肘的外側放在左腿膝蓋外側

Point：
右手用力往外壓，身體會微微旋轉

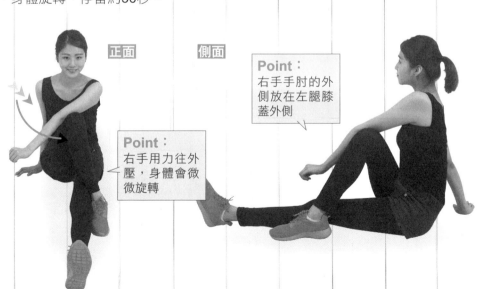

4. 換邊姿勢Check！

左腳屈膝，右手肘放在左膝外側，往後壓，將右手肘的外側放在左腿膝蓋外側，往反方向壓，身體旋轉，停留約30秒。

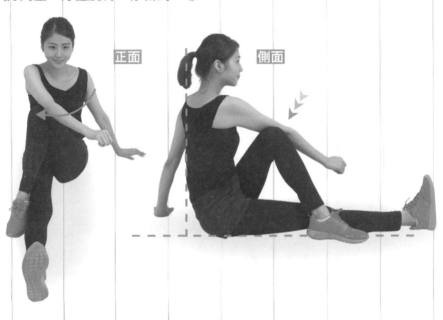

正面　　　側面

NG篇！讓你比較看看！

這個動作真的要特別注意，到底是「伸出哪隻手？放在膝蓋的哪一側？往哪個方向用力壓？」以這張圖為例，當左腳屈膝抬起的時候，左手很自然而然的就會舉起，並不容易察覺出動作有誤的地方。不過一旦熟悉了正確動作所帶來的伸展效果，就會發現「左手放在左膝內側」的這個NG動作並無任何伸展的感覺。總之訣竅就是【左膝屈，用右手】、【右膝屈，用左手】。

左腳屈膝時，不應該伸出左手，這是錯誤的。

NG

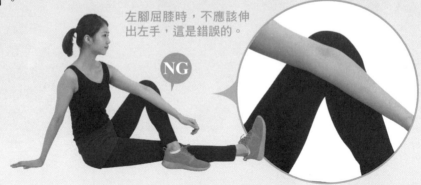

緩和操▶

動作1 臀大肌 連續動作

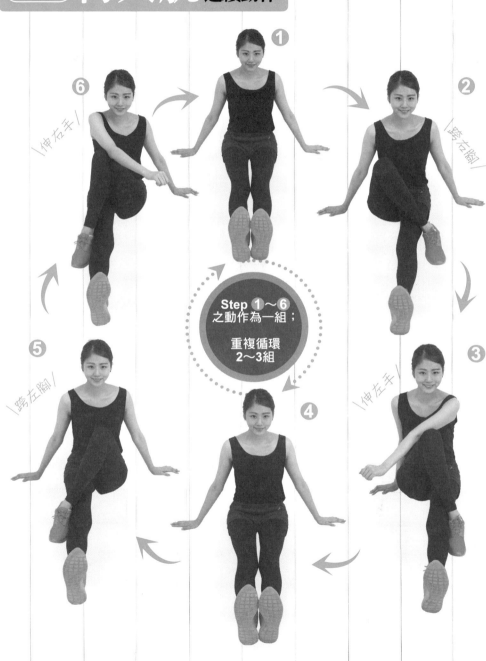

❶

❷
\跨右腳/

❸
\伸左手/

❹

❺
\跨左腳/

❻
\伸左手/

Step ❶～❻
之動作為一組：

重複循環
2～3組

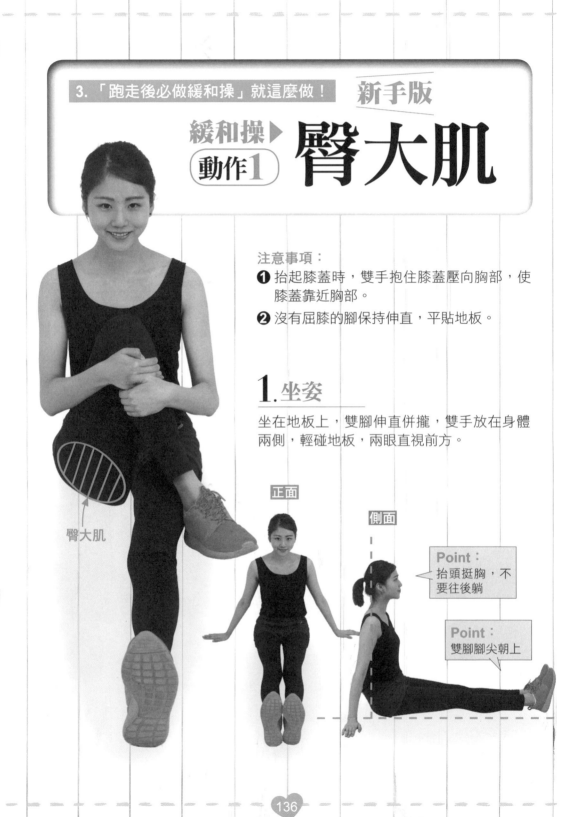

3. 「跑走後必做緩和操」就這麼做！ 新手版

緩和操▶ 動作1 臀大肌

注意事項：
❶ 抬起膝蓋時，雙手抱住膝蓋壓向胸部，使膝蓋靠近胸部。
❷ 沒有屈膝的腳保持伸直，平貼地板。

1.坐姿

坐在地板上，雙腳伸直併攏，雙手放在身體兩側，輕碰地板，兩眼直視前方。

臀大肌

正面

側面

Point：
抬頭挺胸，不要往後躺

Point：
雙腳腳尖朝上

2.左腳屈膝

抬起左腿並屈膝,交叉放於右腿膝蓋的外側位置。

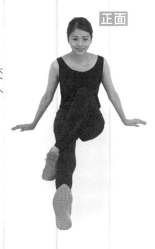

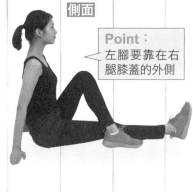

正面

側面

Point:
左腳要靠在右腿膝蓋的外側

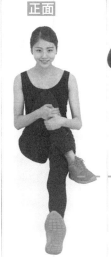

正面

側面

Point:
雙手抱膝時,使膝蓋盡量靠近胸部。

3.雙手抱膝

雙手抱住左膝壓向胸部,使膝蓋靠近胸部,停留約30秒。

4.換邊姿勢Check!

右腳屈膝,雙手抱住右膝壓向胸部,使膝蓋靠近胸部,停留約30秒。

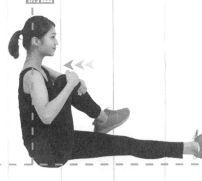

正面

側面

新手版緩和操▶
動作1 臀大肌 連續動作

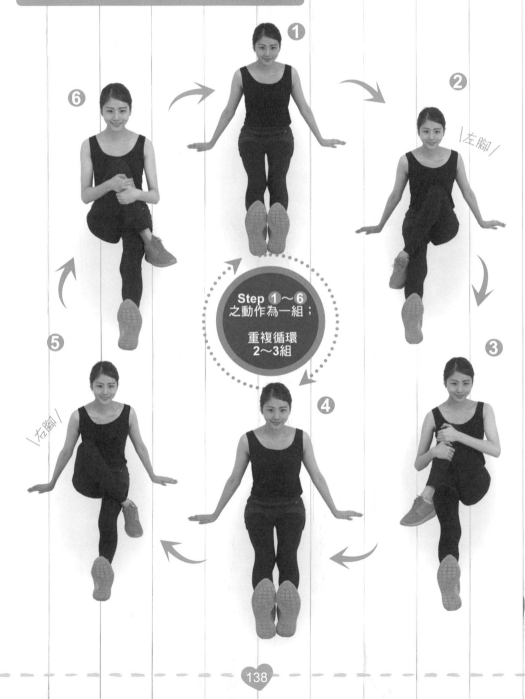

①

② /左腳/

③

④

⑤ /左腳/

⑥

Step ①～⑥
之動作為一組；

重複循環
2～3組

3.「跑走後必做緩和操」就這麼做！

緩和操▶ 動作2 髂腰肌

髂腰肌是由髂肌、腰大肌、腰小肌所組成，位於腹部和骨盆較深層的位置，是髖部最強壯的屈肌。在跑走運動中，髂腰肌主要是負責屈曲髖關節，將大腿抬起、向前擺動。另外，髂腰肌也是維持髖關節穩定姿勢的重要肌肉，包括在站立時，維持腰椎前彎的穩定，以及防止髖關節的過度伸展。良好的髂腰肌肌力能避免脊椎側彎，但髂腰肌過緊又會造成骨盆前傾的問題。因此適當的伸展髂腰肌，不僅能維持良好體態，還能避免功能障礙或疾病。

髂腰肌

正面

Point：
身體保持平衡不要搖晃

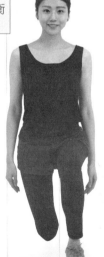

注意事項：
❶ 手放的位置放在臀部，並不是放在腰部。
❷ 手要將身體往前推。

1.單膝跪姿

右腳單膝跪，左腳立起，雙腳與肩膀同寬，兩眼直視前方。

2. 右手將身體往前推

左手置於左膝上；右手置於臀部，將身體往前推，停留約30秒。

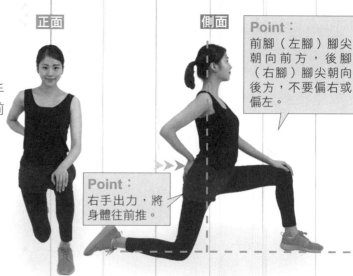

正面

側面

Point：
前腳（左腳）腳尖朝向前方，後腳（右腳）腳尖朝向後方，不要偏右或偏左。

Point：
右手出力，將身體往前推。

3. 換邊姿勢Check！

左腳單膝跪，右腳立起，雙腳與肩膀同寬，兩眼直視前方。右手置於右膝上；左手置於臀部，將身體往前推，停留約30秒。

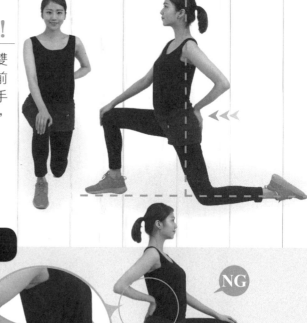

正面

側面

NG篇！ 讓你比較看看！

右手位置太高了，應該放在臀部，不能放在腰部。

NG

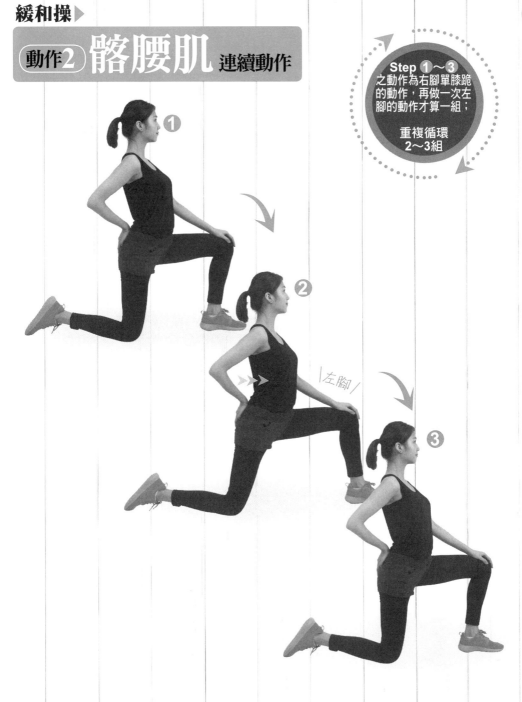

Step ①～③
之動作為右腳單膝跪
的動作，再做一次左
腳的動作才算一組；

重複循環
2～3組

①

②

左腳

③

緩和操▶ 股四頭肌
動作3

股四頭肌是大腿前側的主要肌群，也是人體當中最有力的肌肉。股四頭肌是由股直肌、股中間肌、股外側肌、股內側肌所組成。主要的動作是負責伸直膝關節、幫助膝關節適當承受重量，並緩衝腳落地時的撞擊力。像是蹲姿站立時、上樓梯、爬山、跑步、抬腿時都會使用到股四頭肌。其中的股直肌橫越過2個關節，不僅能伸展小腿還能協助屈曲大腿及穩定髖關節。良好的股四頭肌力量能穩定膝關節、減輕膝關節負擔，避免髕骨軟骨軟化及膝關節退化等問題。

注意事項：

❶ 身體保持平衡，維持直立。

❷ 腳向後抬起時，膝蓋正對地面，腳後跟貼近臀部，穩住重心，上半身不要向前或左右傾倒。

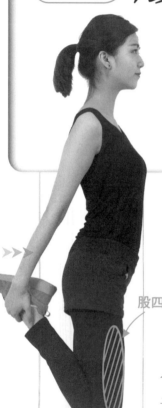

股四頭肌

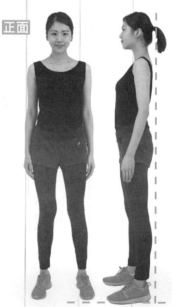

正面　　　　側面

1.站立姿勢

雙腳微微張開，與肩膀同寬；雙手自然垂放，兩眼直視前方。

> Point：
> 抬頭挺胸，縮小腹，才是正確的站姿

142

2. 左腳後抬起

往前走3步，左膝向後抬起，左手握住腳背，停留約30秒。

正面　　側面　　背面

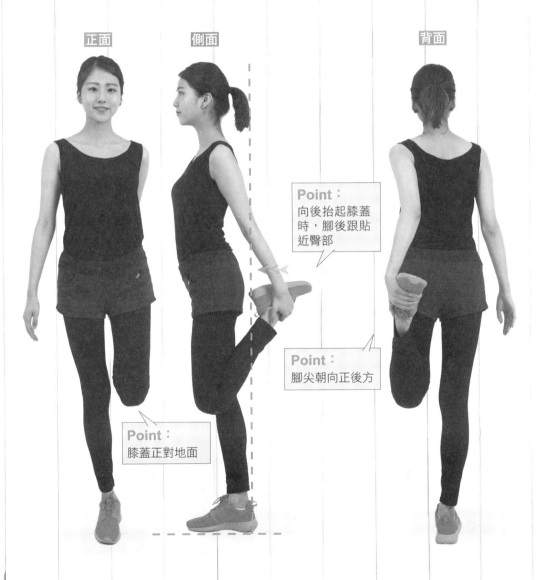

Point：
向後抬起膝蓋時，腳後跟貼近臀部

Point：
腳尖朝向正後方

Point：
膝蓋正對地面

143

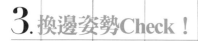

3.換邊姿勢Check！

往前走3步，右腳向後抬起，右手握住腳背，停留約30秒。

正面

側面

背面

Point：
向後抬起的那隻腳，大腿和小腿盡量貼合成一直線

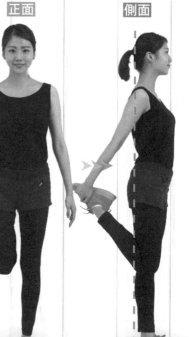

NG-1

NG篇！ 讓你比較看看！

左腳應該向後抬起，使得膝蓋正對地面，不應該朝向前方

背面

NG-2

NG-3

左手扶腳時，不能把腳往外拉，會使得左膝遠離右膝，左腳腳尖朝外

左手扶腳時，不能把腳往內拉，會使得左膝遠離右膝，左腳緊貼臀部

緩和操▶

動作3 股四頭肌 連續動作

Step **1**～**4**
之動作為一組；

重複循環
2～3組

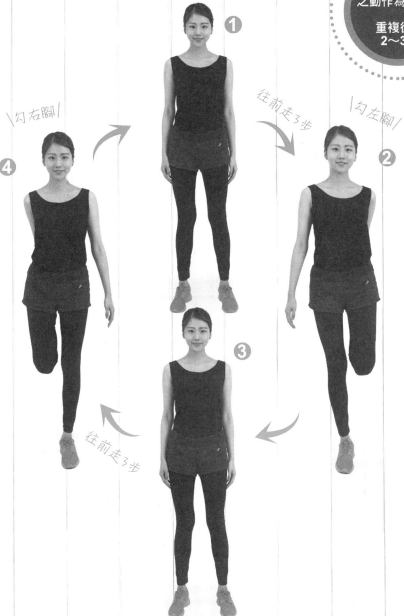

1

往前走3步

勾左腳

2

3

勾右腳

4

往前走3步

緩和操▶
動作4 股二頭肌

股二頭肌位於大腿後側，有長頭及短頭。主要負責的動作是屈曲膝關節，以及當膝關節彎曲時外旋小腿。在跑走運動中，當腳在空中擺盪的後期、大腿減速時，就會需要股二頭肌的作用。股二頭肌是人體最常拉傷的肌肉，常發生於跑步運動或其他需要快速奔跑的運動，例如：足球、籃球、棒球……等。適當維持良好的股二頭肌力量及柔軟度，是避免拉傷的最佳策略。

股二頭肌

注意事項：
❶ 伸展腳需伸直，腳跟著地、腳尖朝上，另一隻腳微彎。
❷ 伸展時，穩定重心位置，身體需朝向伸展側前方。

Q:當右腳微彎，身體往下蹲時，應該蹲多低才會產生效果呢？

A：其實這是取決於你身體的柔軟度，柔軟度夠好的話就可以蹲比較低；如果不好，微蹲一些就立刻會感覺到大腿後側的肌肉緊繃。

1.站立姿勢

雙腳微微張開，與肩膀同
寬；雙手自然垂放，兩眼
直視前方。

正面 側面

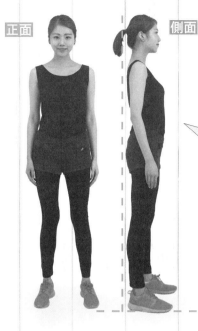

Point：
抬頭挺胸，縮
小腹，才是正
確的站姿

2.伸展左腳

左腳向前伸直，右腳微彎，身體像是往後坐，重心放在兩腳之間，身體面向左
前方，雙手放在右腳大腿上，停留約30秒。

正面 側面

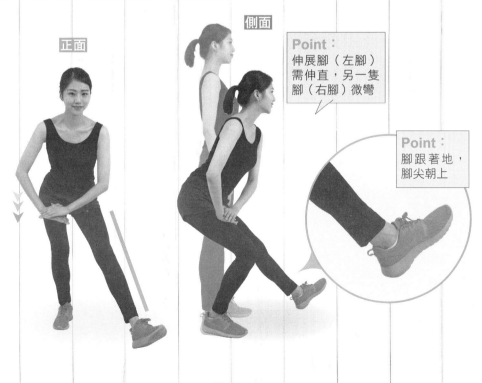

Point：
伸展腳（左腳）
需伸直，另一隻
腳（右腳）微彎

Point：
腳跟著地，
腳尖朝上

3.伸展右腳

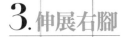

右腳向前伸直，左腳微彎，身體像是往後坐，重心放在兩腳之間，身體面向右前方，雙手放在左腳大腿上，停留約30秒。

Point：
腳跟著地，
腳尖朝上

正面　　側面

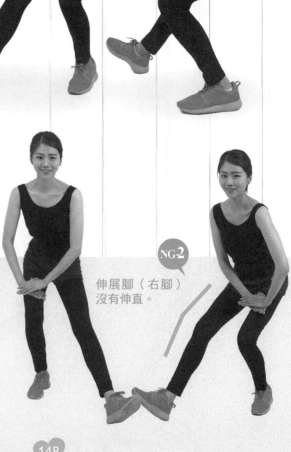

NG-1

NG篇！ 讓你比較看看！

當伸展腳（左腳）向前伸直時，如果身體沒有往後坐，這是錯誤的。

NG-2

伸展腳（右腳）
沒有伸直。

緩和操▶

動作4 股二頭肌 連續動作

Step ①～④
之動作為一組；

重複循環
2～3組

①

側面　　　　正面　　　　　　　　　　　　　　　　正面　　　　側面

④　　　　　　　　　　　　　　　　　　　　②

伸展右腳　　　　　　　　　　　　　　　　　　　　　　　　　　　伸展左腳

③

緩和操▶ 動作5 梨狀肌

梨狀肌位於小骨盆後壁及髖關節後方，屬於深層肌肉。主要的動作是外旋伸展的大腿及外展屈曲的大腿。雖然梨狀肌並非跑走運動的主要作用肌群，但其重要性在於，當梨狀肌過緊時，會壓迫到位於其下的坐骨神經，而產生梨狀肌症候群。因此不能忽略伸展梨狀肌的重要性。

注意事項：
❶ 往下蹲時，維持重心，上半身不要往前傾。
❷ 大腿盡量與地面平行，但不要勉強。

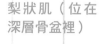

梨狀肌（位在深層骨盆裡）

1. 單手扶牆

雙腳微微張開，與肩膀同寬；左手扶牆，右手自然垂放，兩眼直視前方。

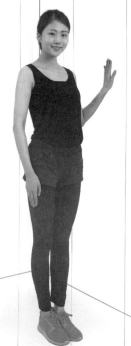

Point：
身體距離牆壁大約半隻手臂的距離，不用太遠

2.抬起右腳

右腳抬起放置於左膝上方，右手輕扶膝蓋。

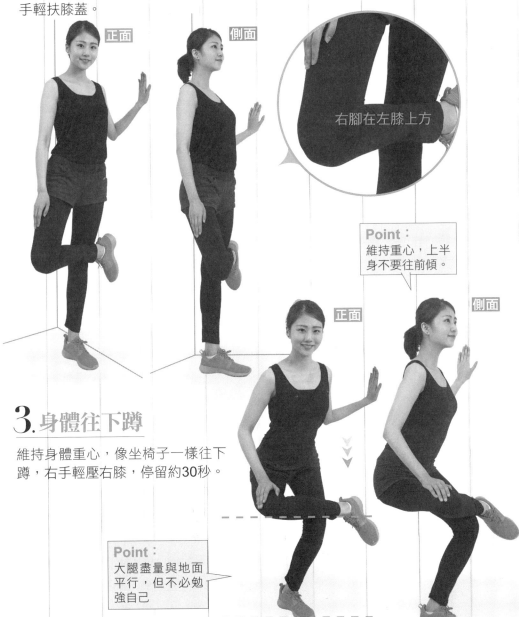

正面　側面

右腳在左膝上方

Point：
維持重心，上半身不要往前傾。

3.身體往下蹲

維持身體重心，像坐椅子一樣往下蹲，右手輕壓右膝，停留約30秒。

正面　側面

Point：
大腿盡量與地面平行，但不必勉強自己

換邊姿勢Check！
4.抬起左腳，身體往下蹲

左腳抬起放置於右膝上方，像坐椅子一樣往下蹲，維持身體重心；左手輕壓左膝，停留約30秒。

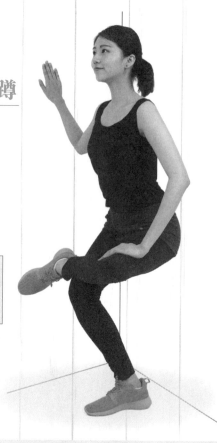

Point：
大腿盡量與地面平行，但不勉強；上半身不要往前傾。

NG篇！讓你比較看看！

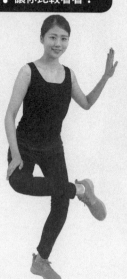

NG-1
身體應該要像坐椅子一樣往下蹲，屁股太高是錯誤的。

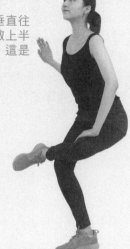

NG-2
身體沒有垂直往下蹲，導致上半身往前傾，這是錯誤的。

152

緩和操▶

動作5 梨狀肌 連續動作

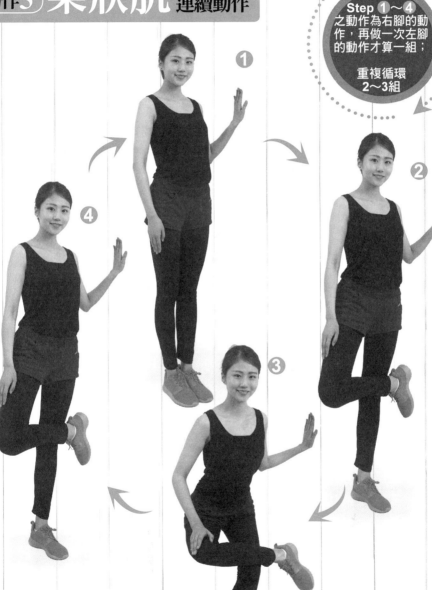

Step ①～④ 之動作為右腳的動作，再做一次左腳的動作才算一組；

重複循環 2～3組

①

②

③

④

緩和操▶ 動作6 髂脛束

髂脛束位於大腿外側，是由闊筋膜張肌和臀大肌，以及兩者共有的腱膜所形成的肌纖維複合物。主要的作用是協助膝關節穩定、控制大腿內收及大腿的減速。當髂脛束過緊時，會與股骨外髁產生過度摩擦，造成膝關節外側疼痛，而形成所謂的髂脛束摩擦症候群，因為症狀常發生於長跑運動員或自行車選手，故又稱為跑者膝。在跑走運動前、後都必須確實伸展髂脛束，以預防髂脛束摩擦症候群。

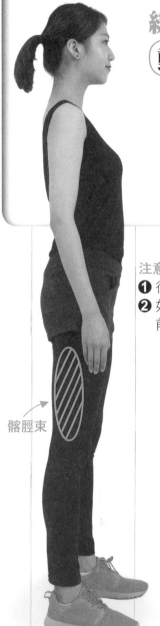

髂脛束

注意事項：
❶ 往左或往右彎腰時，前腳可稍微彎曲，後腳需伸直。
❷ 如果覺得沒什麼感覺，可以試試看加強版：彎腰時，前腳腳底板貼地，後腳腳底板微微翹起。

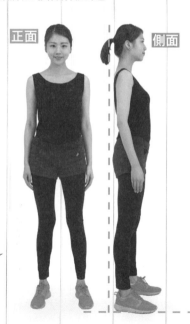

正面　　側面

1.站立姿勢

雙腳微微張開，與肩膀同寬；雙手自然垂放，兩眼直視前方。

Point：
抬頭挺胸，縮小腹，才是正確的站姿

2. 左右腳交叉

左右腳交叉，右腳在前。

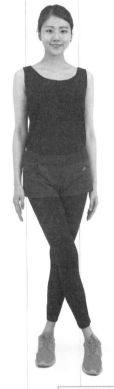

3. 往右邊彎腰

右腳在前，往右邊彎腰，停留約30秒。

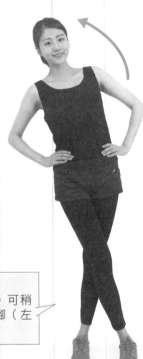

4. 換邊姿勢Check！

左腳在前，往左邊彎腰；左腳可稍微彎曲，右腳伸直停留約30秒。

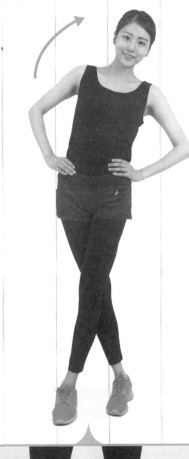

Point：
前腳（右腳）可稍微彎曲，後腳（左腳）伸直。

加強版：
前腳（左腳）腳底板貼地，後腳（右腳）腳底板微微翹起。

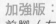
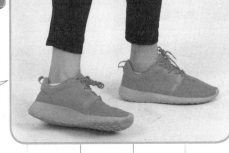

動作⑥ 髂脛束 連續動作

Step ①～⑥
之動作為一組；

重複循環
2～3組

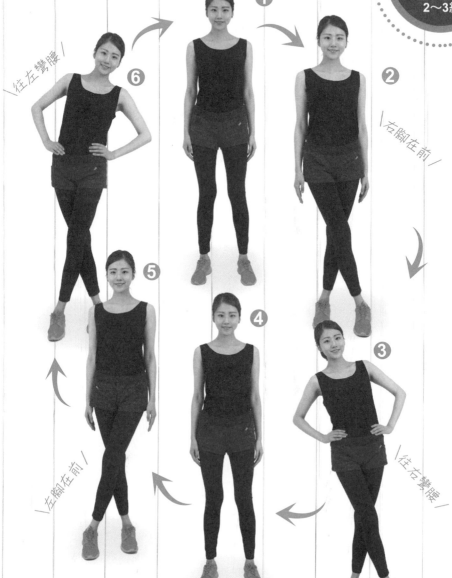

①

② 右腳在前

③ 往右彎腰

④

⑤ 左腳在前

⑥ 往左彎腰

3. 「跑走後必做緩和操」就這麼做！

緩和操 ▶ 動作7 內收肌

內收肌群位於大腿內側，包括內收長肌、內收短肌、內收大肌，主要負責大腿內收的動作，並協助大腿做屈曲及伸展的動作。像是在站立時維持身體平衡、跑步、游泳、或用足內側踢球時都會使用到。內收肌群在許多動作中都相當重要，因此常容易會有過度緊繃的情形，必須透過伸展來增加柔軟度、避免拉傷。

注意事項：

❶ 雙手放在膝蓋內側，雙手伸直將膝蓋往外撐開。

❷ 往外撐開膝蓋時，身體重心往下（越低越好）。

內收肌　　內收肌

正面　　側面

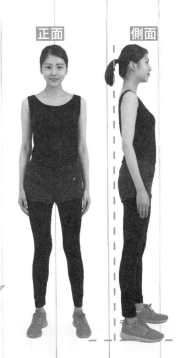

1.站立姿勢

雙腳微微張開，與肩膀同寬；雙手自然垂放，兩眼直視前方。

> Point：
> 抬頭挺胸，縮小腹，才是正確的站姿

2.雙腳張開

左腳往外跨,使雙腳張開比肩寬。

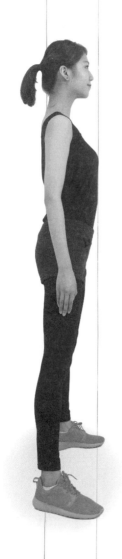

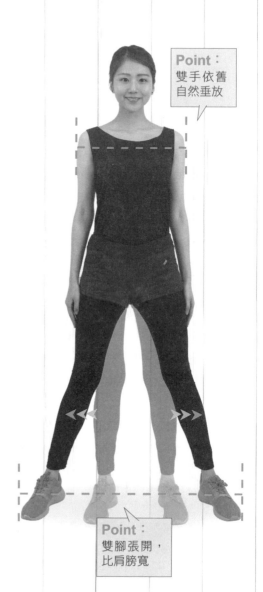

Point:
雙手依舊
自然垂放

Point:
雙腳張開,
比肩膀寬

3.半蹲

半蹲時，雙手手掌放在膝蓋內側，雙手伸直將膝蓋往外撐開，停留30秒。

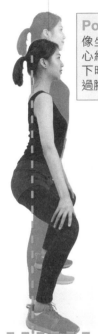

Point：
像坐下一樣，移動重心維持身體平衡。蹲下時，膝蓋不可以超過腳尖。

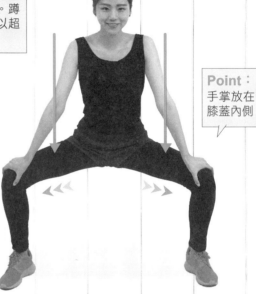

Point：
手掌放在膝蓋內側

NG篇！讓你比較看看！

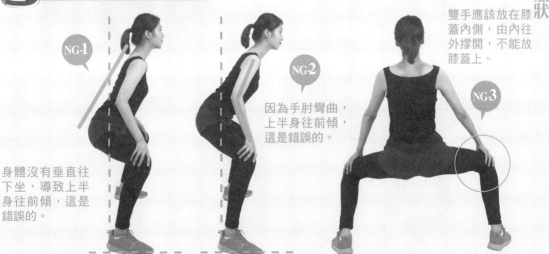

NG-1

身體沒有垂直往下坐，導致上半身往前傾，這是錯誤的。

NG-2

因為手肘彎曲，上半身往前傾，這是錯誤的。

雙手應該放在膝蓋內側，由內往外撐開，不能放膝蓋上。

NG-3

緩和操▶

動作7 內收肌 連續動作

Step ①～③
之動作為一組；

重複循環
2～3組

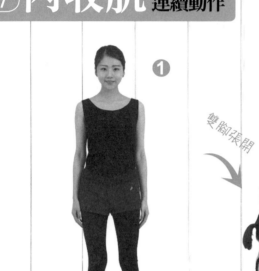

① ② 正面 側面

雙腳張開

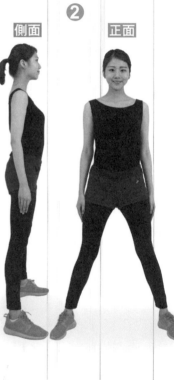

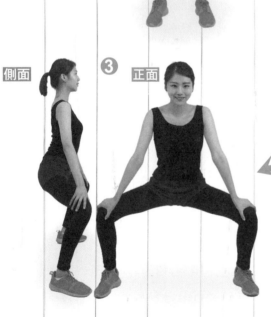

側面 ③ 正面

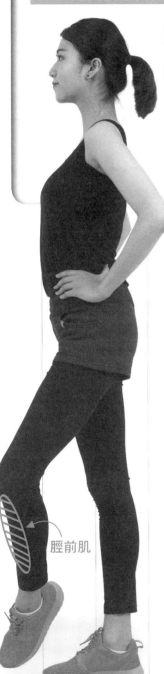

脛前肌

3.「跑走後必做緩和操」就這麼做！

緩和操▶ 動作8 脛前肌

脛前肌位於小腿前側，是一條細長、表淺的足背屈肌。主要負責踝關節的足背屈（也就是腳背往上勾）及內翻動作。在跑走運動中，當腳在空中擺盪的後期及腳跟觸地時，都會使用到脛前肌。因此在運動過後，常會產生脛前肌的痠痛及緊繃，需要透過確實的伸展，來減緩肌肉的疲勞。

注意事項：
腳尖著地時，膝蓋往前頂；穩定重心，
維持身體平衡。

正面　　側面

1. 站立姿勢

雙腳微微張開，與肩膀同寬；雙手自然垂放，兩眼直視前方。

Point：
抬頭挺胸，縮小腹，才是正確的站姿

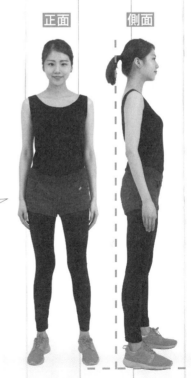

2.右腳在前往前推

左右腳交叉，右腳在前，腳尖著
地；膝蓋往前頂，停留約30秒。

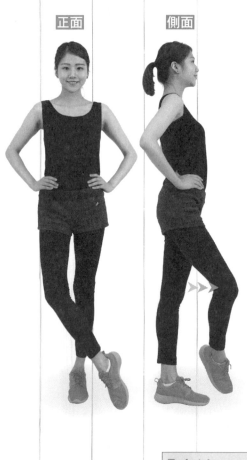

正面　　　側面

3.換邊姿勢Check！

左右腳交叉，左腳在前，腳尖著
地；膝蓋往前頂，停留約30秒。

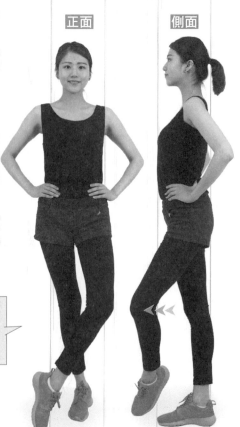

正面　　　側面

Point：
膝蓋往前頂，感
受前腳小腿前側
的伸展。

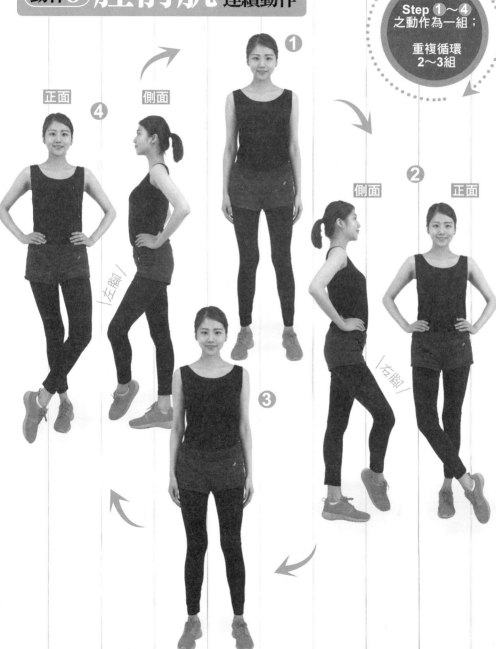

緩和操▶

動作8 脛前肌 連續動作

Step ①~④
之動作為一組；

重複循環
2~3組

正面

側面

①

④

②

正面

側面

|左腳|

|右腳|

③

緩和操▶ 腓腸肌
動作9

腓腸肌位於小腿後側，是形成小腿肚的淺層肌肉。主要負責踝關節的蹠屈（也就是腳跟離地的動作），同時也有協助膝關節屈曲的功能。由於腓腸肌的肌纖維走向大多是垂直的方向，所以在跑步或跳躍時，能夠產生快速的動作。腓腸肌是最常發生抽筋的肌肉，因此在熱身及緩和運動時，都必須確實的伸展，以避免抽筋或拉傷的發生。

注意事項：

❶ 向前踩踏時，雙腳的腳尖朝向正前方。

❷ 前腳彎曲時，後腳要伸直，雙腳的腳跟皆不離地；穩定重心，維持身體平衡。

腓腸肌

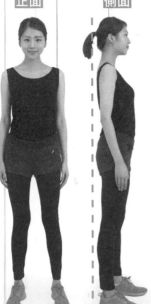

正面　　側面

1.站立姿勢

雙腳微微張開，與肩膀同寬；雙手自然垂放，兩眼直視前方。

Point：
抬頭挺胸，縮小腹，才是正確的站姿

164

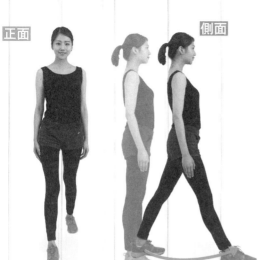

正面　　側面

2. 右腳向前一大步

右腳向前踏出一大步。

Point：
雙腳腳尖朝
向正前方

3. 右腳彎曲

右腳彎曲後，左腳保持
伸直，停留約30秒。

正面　　側面

Point：
右腳彎曲時，
膝蓋不能超過
腳尖

正面　　側面

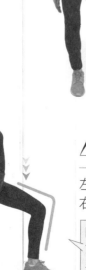

4. 換邊姿勢Check！

左腳向前踏一步，左腳彎曲，
右腳伸直，停留約30秒。

Point：
雙腳腳跟不離地，維持
身體重心

緩和操▶

動作9 腓腸肌 連續動作

Step ①～④ 之動作為一組；

重複循環 **2～3組**

① ② ③ ④

\左腳/

\右腳/

3.「跑走後必做緩和操」就這麼做！

緩和操▶ 動作10 足底筋膜

足底筋膜是一片位於足底跟骨與蹠骨之間的扇形筋膜組織，主要功能是支撐足弓、吸收腳落地時的反作用力。當人體在站立、行走或跑步時，足底筋膜都是處於負重的狀態，長期的高張力累積，就容易造成發炎。足底筋膜炎是跑者常見的傷害之一，患者會有足底劇痛的情形，尤其在早晨剛下床時會特別明顯。而引發足底筋膜炎的原因包括：運動時間、頻率的改變、跑步場地表面不佳、穿著不適當鞋子、扁平足、高足弓……等。適當的伸展足底筋膜能增加其彈性、有效的預防足底筋膜炎。

坐姿

伸出右腳，右手扳右腳底板，停留約30秒。完成後換另一邊，伸展動作不變。

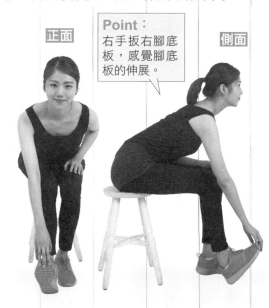

正面

Point：
右手扳右腳底板，感覺腳底板的伸展。

側面

足底筋膜

★ 以上「跑走運動」資訊摘自資料夾文化《跟著奧運級隨隊醫師「跑走」就對了：燃燒脂肪、改變體態、擺脫三高、避免痠痛，一次解決！》／葉文凌◎著

 **更年期女性飲食方面該怎麼吃呢？**

　　一般來説，大豆製品的食物可以緩解一些女性因為更年期所產生的症狀或不適，所以若有更年期不適症狀的婦女可以適量地增加攝取大豆製品的食物，例如豆漿、豆腐、豆干等等，將其納入平常的飲食中即可，不需要過量補充。健康飲食的重點還是在於均衡，所以仍要注意各大類食物的攝取，而非完全只吃某各種類的食物。

　　女性停經後，骨質疏鬆的比例明顯上升，所以除了補充鈣質之外，也建議補充維生素D。攝取維生素D可以從飲食或營養補充品著手，適度地曬太陽亦可以增加維生素D的合成。至於鈣質的補充則可以選擇奶製品、深綠色蔬菜和一些小型魚類，或直接補充鈣片。

　　隨著代謝力的下降，建議日常飲食遵從少油、少鹽、少糖、多蔬菜以及多纖維的原則，並均衡攝取多樣化的食物，再搭配運動、良好的作息與生活習慣，讓自己維持在健康理想的體重範圍。

　　更年期是人體生理老化的正常現象，而症狀也是因人而異，所以營養補充品的攝取可視個人狀況來吃。我們醫療方基本上不反對補充營養品，但如果真的非常不舒服，可以和婦產科醫師討論其他治療，例如暫時補充低劑量荷爾蒙來減緩不適等等。

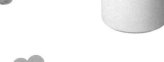

均衡的飲食原則

❶ NG食物要避免

- 避免過度加工的食品
- 避免高油、高糖、高鹽的食品
- 避免過多的調味料
- 避免麵粉與油、糖混合的食物，例如：蛋糕、蔥油餅、月餅等等。

❷ 飲食選擇多樣化

鈣質的補充對於更年期女性是非常重要的，另外，日常飲食須遵循低脂、高纖、高鈣、不偏食的原則，盡量以天然未加工的食品為主。豆類、五穀含有豐富的植物雌激素，只要適量攝取，平均分配在三餐皆可。若遇上聚餐、過年，偶爾想吃吃美食，建議在享受美食或年節過後兩三天，盡量吃得清淡一些喔！

❸ 正餐之外的補充

除了每天的正餐，也要將下午茶、點心等食物納入考量，建議最好避免宵夜。保健食品的補充最好審慎選用，並注意用量及服用方法。

如有任何飲食營養問題，妳可以到各大醫院的營養諮詢門診與營養師討論喔！

聽說吃某些食物可以延緩更年期，例如全穀類食物，請問這類的說法是正確的嗎？

目前我們沒有這類的說法。基本上，每位婦女更年期發生的時間會因內在基因與外在環境而不同，通常在50歲前後都算正常的年齡範圍，除非四十歲之前就發現停經，可能需要婦產科醫師的評估與診斷。

也許飲食可能會影響停經時間，但更年期是正常的生理現象，目前並沒有藉由飲食就可以延緩更年期的直接根據。

本來沒有三高的婦女，會因為更年期而提高罹患三高的機率嗎？

三高（血糖、血壓、血脂肪高）的發生與個人體質、飲食、運動皆息息相關。進入更年期後的婦女，發生三高的機率確實會因為肥胖增加而提高。雖說就機率而言，更年期婦女罹患三高的比例是會比較明顯地上升，但仍要盡力控制其它可以被調整的風險因子，例如心理壓力、飲食、運動、抽菸、飲酒、生活作息等等。畢竟以上幾項與三高的發生，都是會增加未來心血管疾病的風險。

本身就有三高的婦女，在更年期會遇到什麼樣的問題，又要從哪些部分做調整？

　　本身就有三高的婦女在遇到更年期時我們處理的方式原則上是一樣的，會注意病人是否有因為女性荷爾蒙改變造成不舒服或是情緒的影響，或者因此改變生活或飲食型態而影響原本的三高控制，藉此來考慮藥物的調整等等。當然也會做更積極的飲食運動衛教，才可以讓三高病人維持體重或控制住三高。所以我們會透過體重測量及三高指數的追蹤，請患者針對個人狀況加強或是調整飲食運動與生活方式。

　　因為更年期容易代謝下降，我們以上提到的保養，不論是運動或是飲食，在年輕的時候不可輕忽，到了更年期更要注意。更年期是身體自然老化的現象，每個人其實都可以提前做好心理準備，根據自己的情況與體質來因應，若沒有特別不舒服的症狀，其實只要維持健康的生活習慣，也能好好走過妳的第二次青春期！

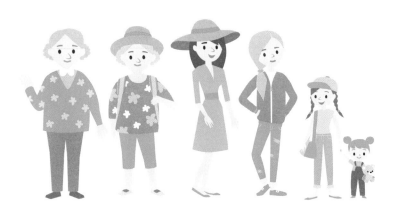

4 閨蜜出動
會診皮膚科
黃毓雅醫師

更年期皮膚變薄、乾癢怎麼辦？
醫界好閨蜜為妳出動！

　　肌膚問題是女性朋友們最關注的議題之一，隨著年齡增加，皮膚不如以前緊緻有彈性，除了擔心臉上的皺紋、斑點，皮膚乾癢更是大多數更年期女性的困擾。想要告別皮膚乾巴巴的問題嗎？如何正確使用防曬產品？怎麼解決掉髮問題呢？其實比起擦了瓶瓶罐罐的保養品，正確的保養方式才是解決肌膚問題的關鍵。

　　在收到多位第二次青春期女性提出的皮膚相關困擾後，我們決定帶著這些問題，出動諮詢專業的皮膚科黃毓雅醫師，和她聊聊大家都想知道的皮膚保養祕訣，教妳如何化解危「肌」，找回自信光彩！

黃毓雅醫師簡介

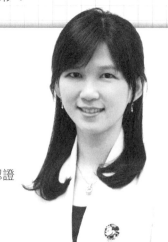

現任 ‧ 板橋黃皮膚科診所院長

經歷 ‧ 中華民國皮膚專科醫師
‧ 臺北市立聯合醫院皮膚科醫師
‧ 黃禎憲皮膚科診所皮主治醫師
‧ 喬雅登／瑞斯朗／舒顏萃／伊蓮絲 微整注射認證

主治專長 ‧ 酒糟 微整型注射
‧ 臉部回春雕塑 塑身體雕
‧ 異位性皮膚炎 一般皮膚疾病

更年期女性大多會有哪些皮膚問題呢？

更年期女性的皮膚問題大多是乾燥、感染，以及外觀上明顯開始感到下垂，皮膚缺乏彈性與光澤和雌激素的減少有關。人只要上了年紀，不論皺紋、黑斑都難以預防，因此日常的防曬和保濕就顯得格外重要。

皮膚會變鬆、變薄，是因為我們皮膚原本有新生的能力，但由於老化的關係，皮膚新生能力下降，皮膚中的膠原蛋白和玻尿酸再生能力沒有以前那麼好，身體沒有吸收掉，所以皮膚會失去彈性，導致鬆弛、產生皺紋。

透過一些相關實驗的論文顯示，假設增加雌激素的量，皮膚不僅會比較水嫩，膠原蛋白新生的能力也會比較好；當我們雌激素變少的時候，再生能力也會變得比較差。有些女性接受荷爾蒙療法後，因為身體的雌激素增加，相對可以延遲皮膚老化的過程。不過荷爾蒙療法有利有弊，每個人的身體狀況也各不相同，採用前必須經過婦產科醫師的評估。

關於皮膚乾燥、乾癢、鬆弛與變薄的原因，以及如何改善的方式，以下簡單為各位說明。

【皮膚乾燥】

皮膚乾燥的原因除了雌激素減少，也和以下兩點有關：

① 神經醯胺分泌量減少：

神經醯胺（ceramide）有維持並調節表皮含水量的功能，隨著年紀增加，表皮上的神經醯胺會減少分泌量，造成角質層無法保留水分，皮膚就會變乾。

② 皮脂腺萎縮：

　　皮膚中的皮脂腺萎縮，導致無法分泌足量皮脂，是皮膚乾燥的原因之一。不論男性、女性，皮膚乾燥通常和皮脂腺萎縮有關。

　　當感到皮膚乾燥時，建議多補充乳液。目前許多乳液的成分裡都有一些特殊的保濕因子，類似模仿我們原來的角質層，能提供我們因老化而流失的物質，在皮膚表面形成一層保護膜。

【皮膚乾癢】

　　當皮膚乾燥的時候，角質層會像磚塊般一層層疊在一起（如下圖），角質層的裂隙讓過敏原及刺激物比較容易穿透進去，進而引起過敏，產生乾癢的症狀。所以通常都是先皮膚乾燥，接著才會出現乾癢的情形。

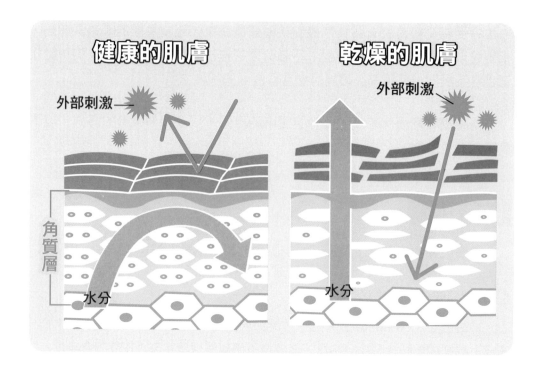

當皮膚有乾癢的現象時，建議可以擦乳液加強保濕，不過如果癢到一個程度，已經開始誘發發炎反應的時候，擦乳液也不會有效，此時應就醫治療，醫師會使用一些抑制發炎反應的藥膏來處理。

【皮膚鬆弛】

皮膚變薄加上重力的影響，臉部皮膚就會呈現鬆弛的情形。

【皮膚變薄】

細胞和細胞之間有一些蛋白質，我們稱作「細胞間質」。細胞間質的構成有膠原蛋白、玻尿酸等物質，這些物質的量因為雌激素明顯降低而減少，皮膚就會變薄。

破解迷思：

吃膠原蛋白就能讓皮膚變Q彈嗎？

膠原蛋白是構成細胞間質的其中一種成分，能支撐肌膚，讓皮膚有彈性。許多人常說吃什麼補什麼，認為吃膠原蛋白應該可以補充皮膚裡流失的膠原蛋白。

事實上，我們吃進的食物作用到皮膚的效果非常有限，吃豬皮、豬腳或膠原蛋白錠等食品其實作用不大。食物吃進肚子裡面以後，必須在腸胃中被消化，才能被人體吸收，所以我們吃進的膠原蛋白也會被分解成小分子，運送到身體需要它的地方使用，不會直接送到皮膚裡。

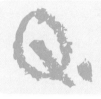

女性熱潮紅屬於皮膚的問題還是血管擴張的問題？

目前認為熱潮紅和「促黃體生成素（LH）」有關，當它的波動較大時，會影響到我們末梢的血管。因為皮膚的底下有血管，因此熱潮紅既是血管的問題，也是皮膚的問題。

聽說劇烈減肥的話，皮膚會變得鬆弛，請問更年期女性該如何減肥比較好呢？

更年期女性減肥建議用循序漸進的方式，以均衡飲食和適當的運動來控制體重。另外，如果本身BMI值正常或稍微高一點的人，其實更年期的症狀會比較不明顯，原因是脂肪可以生成出一些性荷爾蒙、雌激素，所以有一點脂肪的人，雖然卵巢功能下降，但是脂肪仍有在產生荷爾蒙，因此她的更年期症狀會比較不明顯。

臉上為什麼會長斑點？有什麼方式可以改善嗎？

黑色素細胞分佈在皮膚的表皮層，每天都會形成黑色素，並代謝掉一部分。當老化的時候，因為代謝變慢，就會形成黑色素沉澱。不過黑色素也不全是老化的問題，有些年輕人也有斑點的狀況。

主要常見的斑點可分成兩類，第一類是雀斑、曬斑，這種斑點一般都屬於「散在型」的，我們會建議用雷射來處理。

第二類斑點是肝斑，通常出現在兩頰、額頭、下巴等部位。這種斑點用雷射的方式比較不適合，我們會比較著重在皮膚基層的保養。治療肝斑一定要做好防曬工作，出門前塗抹防曬乳液，並記得要定時補擦，再搭配陽傘及遮陽帽等物理性的防曬措施，讓紫外線的傷害降到最低。

黑斑一旦形成，就比較難消除，如果對於臉上的斑點感到困擾，建議先尋求醫師的意見，討論合適的治療方式，平常做好防曬與保養，千萬不要亂擦偏方喔。

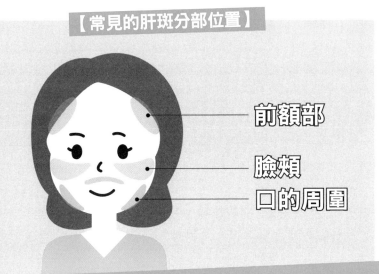

【常見的肝斑分部位置】

前額部

臉頰

口的周圍

破解迷思：

長肝斑等於肝不好？

許多人聽到自己臉上長的是「肝斑」，就以為自己肝不好。其實肝斑跟「肝」一點關係都沒有，會被稱作肝斑，是因為這個斑的顏色有點像豬肝色。

更年期女性該怎麼選擇皮膚保養品？

我們通常會建議以一般常見的基礎保養為主，成分越簡單越好，體質容易過敏的人盡量不要選用太香的產品。如果要使用一些胜肽酸、美白產品，或是新的保養品，可以先塗一些在頸部測試，過敏症狀不嚴重的話再使用到全臉。

隨著年紀增加，更年期女性皮膚變薄，角質層相對會變厚，建議平常可以在T字部位去角質，適當的去角質可以讓皮膚顯得比較光亮。

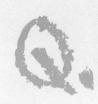

想要延緩皮膚老化，預防細紋，平常「洗臉」該怎麼做比較好呢？

許多更年期女性都有皮膚乾燥、表皮層變薄的問題，此時，日常的清潔與保濕工作就顯得更加重要了。洗臉時，可參考以下幾點建議：

【洗臉產品】

選用比較溫和低刺激，且洗完後不會感到緊繃的洗臉產品。

【洗臉水溫】

一般建議水溫在38度以內，如果同時想要用冷水和熱水洗的話，最好是第一道用熱水，第二道用冷水。因為熱水可以使毛孔擴張，並且把皮脂腺的污垢帶走，最後再用冷水鎮定。

【洗臉方式】

建議順著皮膚紋理的方向，由下往上、用畫圈的方式洗臉，記得不要太用力喔。

【洗臉後要擦乾】

洗臉完後，用毛巾輕輕按壓擦乾，不要讓水分留在臉上自然乾，因為讓水分子自己揮發掉，會導致一個水分子帶走另一個水分子，越揮發越乾。所以讓水分濕濕的在臉上是不好的，甚至有可能過一陣子變得更乾燥、更不舒服。

【洗臉後的保濕】

有些人洗完臉後，會上化妝水或敷面膜，這些都是可行的做法，但有幾個重點要注意。

1 化妝水：

建議使用化妝水後，一定要再上一層乳液，因為化妝水容易揮發，會讓皮膚變得更乾燥，所以要用乳液把水封在皮膚裡面，才能達到效果。

2 面膜：

建議不要過度使用，一星期約一到兩次即可。有些人為了保濕，天天都敷面膜，最後卻造成濕疹，皮膚變得更糟。

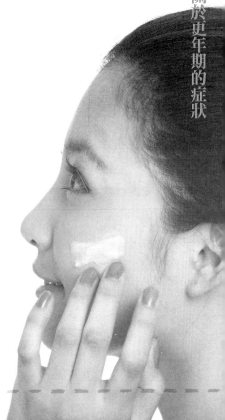

洗臉的建議步驟：

1 徹底清潔雙手

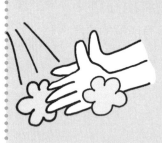

2 以溫水浸潤臉部

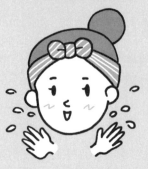

3 清潔用品加水搓揉出泡沫

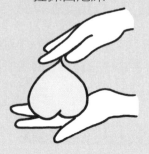

4 由下往上按摩畫圈

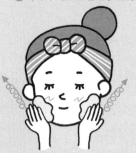

5 以冷水沖洗乾淨

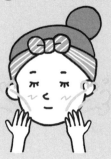

6 用毛巾輕按壓乾水分

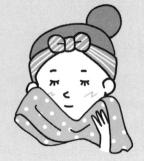

 針對更年期女性肌膚，
平常「洗澡」時該注意什麼？

　　不要用水溫太高的熱水洗澡，盡量控制在38度以內。如果本身有乾癢的症狀，除需注意水溫，也不要使用絲瓜布用力搓揉皮膚。建議沐浴後可以用毛巾稍微輕拭擦乾身體，再擦一些乳液保濕。

紫外線會造成皮膚的老化嗎？ 外出的時候該如何防曬？

　　紫外線依波長可大略分為UVA和UVB，是造成肌膚老化的主要元兇。紫外線照射到皮膚會造成膠原蛋白崩解，當新生的速度沒有崩解的速度快時，就會造成老化，甚至傷害到皮膚細胞的DNA，讓細胞中的端粒體（Telomere）變短，修復的能力就會變差。想要降低紫外線的傷害，出門一定要做好防曬工作。防曬除了塗抹防曬乳，我們強烈建議出門一定要撐陽傘、戴遮陽帽，因為物理性防曬方式能提供更周全的保護。

　　防曬產品除了要定時補充，還要擦得正確、擦得有效。妳可能常看到防曬乳上面寫有SPF的數字或是PA的標示。SPF是所謂的「防曬係數」，代表對UVB的防護力，主要是防曬傷；PA則是對UVA的防護力，主要是防曬黑。購買防曬乳時，建議選擇SPF30以上的產品，或是有PA++的標示，可以延長曬傷的時間。要特別提醒各位，防曬乳可能會在一段時間後被汗水沖掉，所以需要定時補擦才有效。

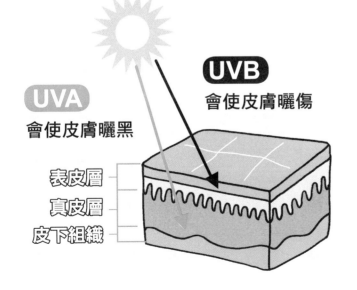

UVA
會使皮膚曬黑

UVB
會使皮膚曬傷

表皮層
真皮層
皮下組織

UVB
- 波長280～320 nm
- 可達皮膚表皮層
- 導致皮膚曬傷

UVA
- 波長320～400 nm
- 可深入皮膚真皮層，破壞膠原蛋白
- 導致皮膚曬黑、老化

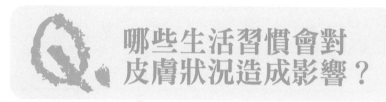

哪些生活習慣會對皮膚狀況造成影響？

【睡眠】

睡眠不足會導致皮膚細胞修復變慢，維持規律且充足的睡眠，除了補充體力、消除疲勞，皮膚整體的修復能力也會變好。

【抽菸】

香菸中的卡尼丁會產生自由基，自由基會破壞細胞內的DNA，DNA的端粒體變短，修復能力就會變差。

【運動】

維持良好的運動習慣，除了讓身體更健康，還能促進血液循環和皮膚的新陳代謝。不過運動時別忘了注意防曬，以降低紫外線對肌膚造成的傷害。

【飲食】

❶ 酒精：

攝取過量酒精可能會耗損掉一些維他命，尤其是維他命B群。維他命B群在身體裡有修復黏膜的作用，若酒精攝取過多，可能會對皮膚有影響。至於喝多少酒才是正常的呢？根據一項有趣的研究（如右圖），一天一個酒精單位大約是一罐啤酒（約355毫升）、一杯麥芽酒（約266毫升）、一杯紅酒（約150毫升）、一小杯的烈酒（約44毫升，例如威士忌、琴酒、伏特加、蘭姆酒和龍舌蘭……等皆屬此類）。

　　若一個禮拜超過15次酒精單位的量，或一天超過4～5次，即為超量，超量會耗損掉身體中的維他命B群，不過每天都在標準範圍內的酒精劑量，不見得對身體有害。

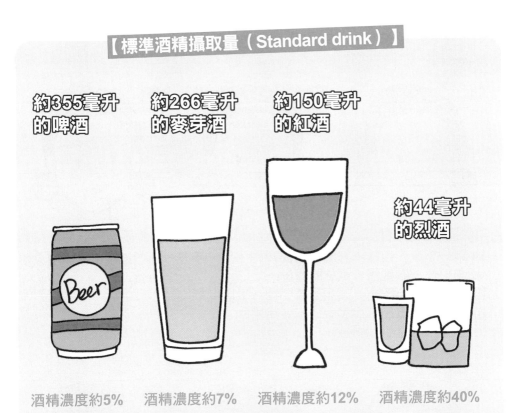

【標準酒精攝取量（Standard drink）】

約355毫升的啤酒　　約266毫升的麥芽酒　　約150毫升的紅酒

約44毫升的烈酒

Beer

酒精濃度約5%　　酒精濃度約7%　　酒精濃度約12%　　酒精濃度約40%

文獻資料參考來源：美國國家衛生研究院 https://www.niaaa.nih.gov/alcohol-health/overview-alcohol-consumption/what-standard-drink

② 加工肉品：

　　培根、火腿的成分中含有硝酸鹽，有可能鍵結掉人體的蛋白質，當蛋白質和硝酸鹽折疊，就會變成另一種變性的蛋白質，被我們的身體溶解掉，無論對皮膚、身體都不好，因此建議盡量少吃。

　　隨著年齡增長，臉部的肌肉也會越來越鬆弛。以下提供各位簡單的臉部保養按摩法，這些招式都是依據臉部肌肉的紋理方向畫圈按摩，以達到放鬆肌肉、促進血液循環的目的。進行臉部皮膚按摩時，要盡可能注意皮膚肌理方向，如額肌、眉間肌、嚼肌以及顴肌都是重要施作部位。

額頭：

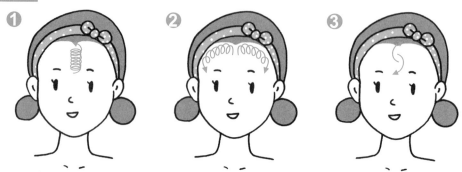

① 以一手三、四指指腹展開眉間皮膚，另一手三、四指指腹由額頭中央眉間部位，向髮際，螺旋狀畫圈。

② 由額頭中央開始向兩側太陽穴螺旋畫圈。

③ 由額頭中央向兩側太陽穴交互畫半圓。

眼睛：

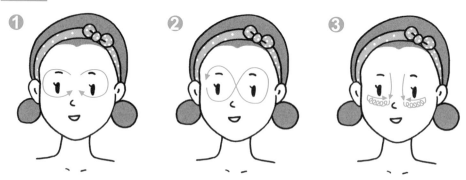

① 先在眉頭輕壓，再繞眉毛上方滑至眼尾經下眼瞼回到眼頭。

② 以兩手手指指腹交替畫「∞」。

③ 沿鼻樑兩側向下滑動，螺旋式經由下眼瞼至太陽穴輕壓再由下眼瞼回鼻樑。

鼻子：

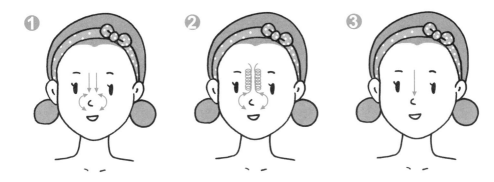

① 鼻樑兩側由上向下輕擦，再於鼻翼兩側作半圓型滑動。
② 鼻樑兩側先以螺旋式向鼻翼畫圈，鼻翼處上下來回滑動後在鼻翼兩側、耳中、太陽穴輕壓後再回到眉頭。
③ 在鼻樑中央由上往下輕撫。

嘴部：

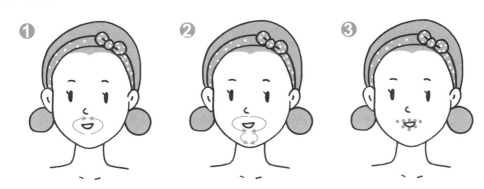

① 沿著唇的四周由下往上滑動，嘴角處略往上提。
② 由人中繞著嘴角向下滑向下唇及下顎。
③ 由人中、嘴角、唇下做八點嘴部指壓，力道與速度適中，壓點正確。

頰部：

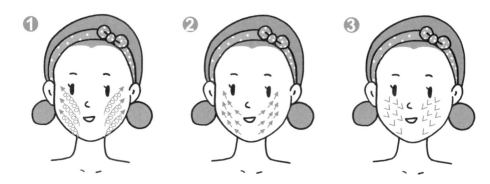

① 在雙頰斜上螺旋式由內向外畫圈。
② 下巴至耳下，嘴角至耳中，鼻翼至太陽穴輕擦。
③ 雙頰由下向上輕捏。

下顎：

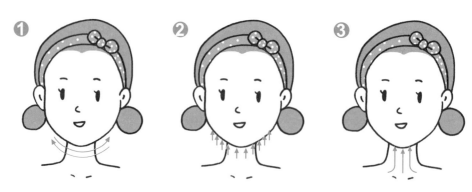

① 下顎左、右來回輕擦。
② 下顎向上輕抬。
③ 頸部由下向上輕撫。

進入更年期後，我開始有掉髮的情況，該怎麼辦？

掉髮確實和荷爾蒙有關，因為身體中的雌激素下降時，雄性荷爾蒙不見得會往下降，所以當更年期來臨時，身體的狀況會有一點接近男性的身體情形。女性荷爾蒙與男性荷爾蒙的平衡就如同天秤一樣，當妳的雄性荷爾蒙稍微多一點，就會產生雄性禿的狀況。

女性的頭髮上面有一些雄性荷爾蒙的受器，當接收到雄性荷爾蒙循環時，頭髮會開始變得比較細而脫落，從原來的生長期進到休止期。目前不論男女，雄性禿已正式更名為「遺傳性落髮」。下圖為女性雄性禿示意圖，依掉髮程度可分成三個類型。

【女性雄性禿示意圖】

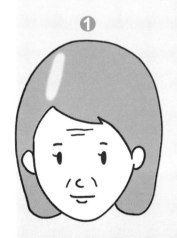
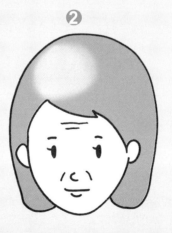
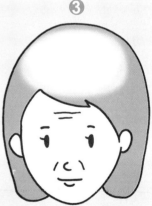

❶ **第一型**：輕度落髮，分線處開始變得比較稀疏

❷ **第二型**：頂部頭髮明顯變薄

❸ **第三型**：頭髮嚴重稀疏。

改善掉髮的方式有兩個：1. 不要用太熱的水洗頭 2.洗頭時用指腹搓揉。這兩種方法的成效因人而異，最好先請醫師評估掉髮的原因為何，以對症下藥。若落髮合併荷爾蒙的因素，建議可擦成分含有米諾地爾（Minoxidil）的生髮泡沫液較有效。米諾地爾（Minoxidil）作用的機制是讓血管的通道打開，使頭皮得到更充分的營養，以減少掉髮情形。如果要找含有這類成分的生髮產品，2%到5%的濃度皆可。

飲食方面，均衡攝取蛋白質、維生素、大豆都有幫助。蛋白質可以促進頭髮生成必須的角蛋白，而大豆中的大豆異黃酮結構與雌激素類似，建議可以適量補充，以減緩雄性禿。有些人除了落髮，還可能會有「多毛」的問題，像是長出手毛、腳毛以及臉上的毛髮，這個現象和雌激素下降、雄性荷爾蒙增加有關。若對於多毛感到困擾，建議可以諮詢皮膚科醫師的意見，以雷射或其他方式處理。

Q. 最近頭皮屑有越來越多的情況，請問該如何改善？

人或多或少都會有「頭皮屑」，只要在合理範圍之內，並不需要太過在意。頭皮屑和頭皮上的「皮屑芽孢菌」增生有關，每個人身上都有這種菌的存在，只是抵抗力比較差的人，頭皮屑就會較明顯。

改善頭皮屑的方式建議可用市面上專門的去屑洗髮精，這些去屑產品主要有兩種重要的成分：1.克多可那挫（ketoconazole）：是一種抗黴菌成分。2.吡硫鋅（zinc pyrithione）：具有抗黴菌的功能，可抑制皮屑芽胞菌。

抗屑洗髮精長期固定兩天使用一次即可，若使用後未見成效，則建議到皮膚科就診。

特 別 收 錄 更年期非女性專利，談談男性更年期！

女性進入更年期就如同迎接第二次青春期，邁向人生下一個階段，隨之而來的可能是皮膚、血管、骨骼、泌尿道等等不適症狀。難道更年期只是女性的專利嗎？其實男性在40歲以後，由於男性荷爾蒙（睪固酮）分泌量下降，也會碰到心理與生理上的變化。一旦懷疑自己是不是進入更年期，不妨先從以下的「男性荷爾蒙低下自我評量表」簡單測試一下吧！

男性荷爾蒙低下自我評估量表：

☐ 1 你是否有性慾（性衝動）降低的現象？

☐ 2 你是否覺得比較沒有元氣（活力）？

☐ 3 你是否有體力變差或耐受度下降的現象？

☐ 4 你的身高是否有變矮？

☐ 5 你是否覺得生活變得比較沒樂趣？

☐ 6 你是否覺得悲傷或沮喪？

☐ 7 你的勃起功能是否較不堅挺？

☐ 8 你是否覺得運動能力變差？

☐ 9 你是否會在晚餐後打瞌睡？

☐ 10 你是否有工作表現不佳的現象？

★在最近一個月內，如果有以上任3項現象，就要懷疑有睪固酮低下症。

189

1 性慾（性衝動）降低的現象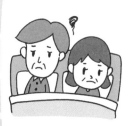

2 比較沒有元氣（活力）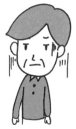

3 體力變差或耐受度下降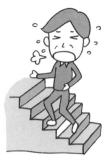

4 身高變矮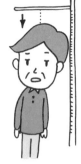

5 覺得生活變得比較沒樂趣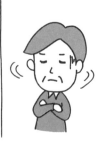

6 覺得悲傷或沮喪

7 勃起功能較不堅挺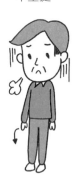

8 覺得運動能力變差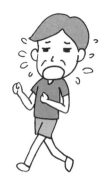

9 在晚餐後打瞌睡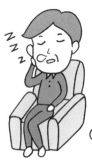

10 工作表現不佳

【男性也有更年期？】

一般人比較耳熟能詳的是女性更年期，對「男性更年期」則相當陌生，主要原因是女性的更年期比較明顯，在月經停止後，雌激素急速減少，而男性則需藉由檢查血液中睪固酮（即男性荷爾蒙）的濃度，才能確定是否進入了「男性更年期」。

男性體內睪固酮過低，會引發中年男性一些身心障礙，醫學上稱為「男性更年期」。男性一生當中，睪固酮分泌的高峰期為15～30歲，之後每年會以1%～2%的速率下降，到40歲以後，就會產生較明顯的不足症狀。

【男性更年期會有哪些症狀？】

1 心理方面

情緒不穩、
缺乏自信、
注意力不集中、
心情鬱卒

2 生理方面

全身疲倦、
體力衰退、
睪丸變小、
夜間失眠、
骨質疏鬆

3 慢性病方面

心臟血管問題、
心悸、
熱潮紅、
出汗

4 慢性病方面

性慾減退、
勃起障礙

【男性更年期的診斷】

　　當有男性更年期的徵兆，或是不確定自己是否為男性更年期時，可以掛泌尿科諮詢醫師的專業意見。

　　要診斷男性更年期，需經兩個階段，第一階段是先做「男性荷爾蒙低下自我評估量表」（p.189的表格），表格中若10個題目有3題以上答「是」，就要懷疑有睪固酮低下症，此時再進行第二階段的檢查。

　　第二階段藉由「抽血」檢查睪固酮的濃度，若低於標準值，即可診斷為男性更年期。當檢查結果確認缺乏睪固酮後，可考慮補充男性荷爾蒙的治療，但須事先經過完整的檢查，疑似或已知患有攝護腺癌、乳癌者，嚴禁使用男性荷爾蒙療法。

醫療保健 *018*

歡迎第2次青春期：
迎接更美、更性感、更有活力的更年期

女人最懂女人，醫界好閨蜜陪妳聊聊更年期！

作　　者　陳菁徽、醫師。娘◎合著
顧　　問　曾文旭
總 編 輯　王毓芳
編輯統籌　耿文國、黃璽宇
主　　編　吳靜宜
美術編輯　王桂芳、張嘉容
行銷企劃　姜怡安
校　　對　菜鳥
封面設計　阿作
攝　　影　常克宇
法律顧問　北辰著作權事務所　蕭雄淋律師、嚴裕欽律師

初　　版　2017年10月
出　　版　捷徑文化出版事業有限公司——資料夾文化出版
電　　話　（02）2752-5618
傳　　真　（02）2752-5619
地　　址　106 台北市大安區忠孝東路四段250號11樓-1

定　　價　新台幣320元／港幣107元
產品內容　1書

總 經 銷　知遠文化事業有限公司
地　　址　222 新北市深坑區北深路3段155巷25號5樓
電　　話　（02）2664-8800
傳　　真　（02）2664-8801

港澳地區總經銷　和平圖書有限公司
地　　址　香港柴灣嘉業街12號百樂門大廈17樓
電　　話　（852）2804-6687
傳　　真　（852）2804-6409

▲本書圖片由Shutterstock提供。

現在就上臉書（FACEBOOK）「捷徑BOOK站」並按讚加入粉絲團，
就可享每月不定期新書資訊和粉絲專享小禮物喔！

http://www.facebook.com/royalroadbooks
讀者來函：royalroadbooks@gmail.com

國家圖書館出版品預行編目資料

歡迎第2次青春期：迎接更美、更性感、更有活力的
更年期 / 陳菁徽，醫師。娘合著. – 初版.
-- 臺北市：資料夾文化, 2017.10
　　面；　　公分(醫療保健：018)
　ISBN 978-986-95079-0-5(平裝)

1.更年期　2.婦女健康

417.1　　　　　　　　　　　　　　　106010482